癌後重生

的 乳腺癌患者 抗癌者日誌

重生－

十位患者親身經歷，揭露抗癌旅程的每一滴汗水與淚水

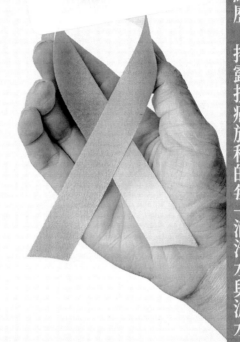

為乳腺癌患者及其家屬點亮希望之光
—— 在抗擊癌症的道路上，你並不孤單

深度描繪乳腺癌患者治療與康復過程

10 個真實而感人的抗癌故事，與癌症鬥爭的艱辛與希望

不僅分享患者個人經歷，更提供寶貴的治療建議和心理支持

目錄

前言　Preface

　　乳癌是女性最常見的惡性腫瘤之一，發病率位居女性惡性腫瘤首位，作為癌症的頭號「紅顏殺手」，嚴重危害了女性的身心健康，也奪去了很多患者的生命。同時，最新資料表明，透過正規治療乳癌 5 年整體存活率可高達 85%，這在所有癌症裡是相對高的，從某種程度上也帶給乳癌患者一定的信心和希望。

　　每年有逾萬位婦女罹患乳癌，可以想像，當確診時，這些患者和家屬是如何地震驚和悲傷。殊不知，等待他們的將是漫長艱辛的抗癌之路，而他們根本沒有任何心理準備，更不知道如何具體應對。比如，對於患者，如何面對變化、怎麼調整心態、如何看醫生、如何與癌和平共處等。對於患者家屬，如何適應新情況、如何認清自己的角色、如何做心理建設、如何與患者相處以及應對外界等。而這些，正是本書要告訴讀者的。全書收錄了 10 個「非典型」真實抗癌故事，每個故事的作者是以「過來人」的角色去回顧和檢視整個診療過程，包括發病前的症狀、確診過程、求醫問藥、治療方案的選擇、康復治療、日常生活飲食起居等，以及抗癌路上所走過的彎路、寶貴經驗的總結，基本涵蓋了乳癌患者診療

前言　Preface

中所遇到的所有問題。我們希望，本書能夠幫助患者及家屬調整心態、正視病症，為患者燃起戰勝癌症的信心；傳遞正確觀念，即癌症不可怕，理性面對，遵照醫囑，尋求正規管道治療，杜絕偏方、「神醫」。對剛患病不久的患者及家屬有具體及可操作層面的實用性幫助。

癌症是非常複雜的疾病，即使同是乳癌，患者之間也會有非常大的差異。所以，本書中所有「過來人」所提到的具體治療方案只對個體有用，切記不可照搬。每位患者都應以自己主治醫生的醫囑為準。

罹患乳癌是不幸的，而遇上本書在某種程度上是一種幸運。哪怕只有一位乳癌患者讀了本書而深受鼓舞，積極面對疾病，在治療上少走彎路，我們也是由衷地感到欣慰。

最後，祝願各位患者早日康復，未來可期。

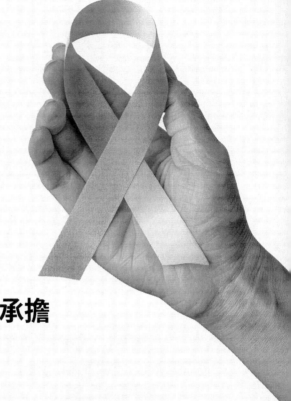

幸與不幸，
都需要有人去承擔

（一）

炎炎夏日，病房裡卻很涼快。主治醫生走到我身邊時我正把頭埋在一本書裡。他叫我跟他出去一下。放下書，我感覺心快堵住了嗓子眼。

護理站旁放著一套教室裡用的那種桌椅，只是桌子前後都各放著一把椅子。我們在桌子兩側分別坐下，桌面上放著幾頁印滿小字的 A4 紙。接下來要進行的對話，於醫生已經是熟練得不能再熟練了，但於我，是第一次，卻不是最後一次。

「檢查結果出來了，我還是把結果先直接告訴你。我覺得你比你媽承受能力強……然後你再親自跟你爸媽說吧。」

在這種場合受到這樣的誇獎，我心裡仍會感到高興和自豪。笑容不是假的，從脊柱攀湧而上的寒氣也不是假的，體內溫度驟降，把呼吸都凍住了。

「你這個很明顯，不太好，應該是惡性的，一定要動手術。」

「由於你以前已經做過一次穿刺，我們這邊不敢冒險再給你穿（刺）一次，所以還是直接手術把腫瘤拿出來化驗比較好。」

「……你很堅強、很樂觀，和你爸媽好好說。我會再找你們一起談的。」

今天想起來，那個場景，一張課桌兩張椅子兩個人，正式開啟了我長達 7 年與癌症相伴的日子。像一張紙摺成 90 度，那時我正站在對摺線上。

7 月正值酷暑，幸而我在醫院一住就是一個多月，寬大的病人服我穿得很習慣，隨身帶的僅有的兩三套衣服也沒怎麼用到。之前在老家收拾衣物趕赴醫院時，我想著幾日就回，兩三套衣服換著穿也是足夠了，卻未曾想之後還要快遞幾大箱衣物和日用品來，運費花了不少，真是失算。

其實原本誰都沒把事情想得這麼複雜，包括超音波科的醫生。

當時他笑意盈盈地接待了剛從新加坡趕回家的我和我媽，看我媽一臉擔憂和焦慮的神情，寬慰道：「還沒 21 歲？這麼年輕，可能性不大。有些年輕女性會有良性纖維腺瘤，我們先做個超音波看看，別太擔心。」

他拿起超音波探頭，在上面塗上透明凝膠，神態輕鬆。可隨著超音波影像逐漸清晰，醫生越發沉默，我媽急切的追問像打在一座僵硬的石像上，最後只換來一個模稜兩可的答案：先做個穿刺檢查看看。

然而，這次細針抽吸後取出來的組織細胞大部分都是脂肪和健康的腺體組織，病灶基本沒有穿到。

之後醫生決定幫我轉診到大醫院去，做更詳細的診斷。

他把報告交到我媽手裡，說：「妹妹還年輕，我們要對她負責。現在這個情況在我們這裡沒法做出最後的診斷。」

上午得到消息，下午我們一家三口就匆忙收拾了幾件衣服趕往大醫院。

命運的改變總是猝不及防，不容你細細思量，就把你推到風口浪尖上。

那是 2012 年，當時的保乳手術發展較傳統乳癌手術成熟，我也幸運地暫時避免了全切手術會帶來的巨大傷口和心理壓力。可在前哨淋巴結攝影檢查中，發現我患側的腋下淋巴結有轉移，所以在局部麻醉的保乳微創手術之後，我又做了一次全身麻醉（簡稱全麻）的腋下淋巴結清除，導致在很長一段時間裡我的右臂在負重後會有點水腫、酸脹，但近年來已經好轉很多，瑜伽的大部分動作都能完成了。

手術、化療、放療，這些在大家眼裡如「惡魔」般讓人恐懼的字眼，其實落實到生活中，也就是普通的衣食住行、尋常的喜怒哀樂而已，沒那麼輕鬆，卻也沒那麼難。可能很多人覺得化療中的患者天天想著的都是自己的病情，總哀嘆自己的命運、咀嚼自己的痛苦。事實上，我 21 歲時經歷的那 9 個月的化療、放療，是一段毫無心理負擔，甚至還充滿了驚喜的日子。

確診後我做的第一件事就是辦理休學。我的母校是國立

大學，制度十分人性化，輕輕鬆鬆就辦妥了全部的休學手續。搞定休學之後我心裡忽然輕鬆了不少，想到有一年的時間可以從壓力巨大的學業、鬧哄哄的學生活動中解放出來，心裡竟然還有點雀躍。我雖然看上去愛嘻嘻哈哈，骨子裡卻是一個隨遇而安、偏愛獨處並能自得其樂的人，這種性格讓我的「與癌共存」之路走得比其他一些病友要安逸和坦然。

當時的 8 個化療療程分為兩部分，前 4 個療程是 21 天一個週期，一次點滴 4 小時左右，輸完人會難受 3 ～ 4 天；剩餘的療程輸一種叫「紫杉醇」的藥物，每週都要輸，但我並沒有什麼不適反應。所以全部 6 個月的化療療程，加上去醫院點滴和看診的天數，難受的天數也不過 20 多天而已 ——這個難受還包括了僅僅是稍微有點腹脹、頭不暈、腳不軟的日子。也有一些病友化療得很辛苦，整個人消瘦了很多，但同樣也有很多像我這樣反應不大，並不太難受的患者，所以並不需要提「化療」而變色。

前 4 個療程中，每次點滴的難受期一過，我就期待著出門了。那時候街邊還有很多早餐店和賣包子、饅頭的小店鋪，店前常常可以看到我和我媽一大早駐足的身影。家旁邊還有一個我們經常閒逛的乍看之下十分寒酸的小公園，連路燈都沒幾個，但裡投卻是一個生機勃勃的「生態圈」：天濛濛亮就開始在樹林裡喊口號跳「健身操」的一群大叔大嬸，

旁邊是自娛自樂、裝備齊全的太極隊伍；廣場上有溜直排輪的孩子們，周圍的臺階上坐著老人，仔細欣賞著這一場無須正裝出席的盛會；樹蔭下的石桌旁圍著一圈圈的退休人士，坐著的下棋，站著的時不時幫執子的出主意，一旁遛狗的路人偶爾也會湊上前去，看上那麼一兩分鐘。

我和我媽經常早晨去跟著做操，下午會步行去超市買點食物和用品，晚上在不算明亮卻歌舞昇平的廣場跟著附近的婆婆媽媽跳土風舞。2012 年是手機 App 還在開拓墾荒的時候，社交軟體比現在少，新奇有趣的短影片還沒誕生。生活看上去很單調，卻更有味道。

我喜歡在路燈昏暗的小公園裡，抬頭看靛藍色的天空上自由閃耀的繁星；喜歡在熱熱鬧鬧的早市和超市裡，仔細斟酌著今天要嘗試的食譜；喜歡在看書看累了之後，與老媽出門散步、談心……。

倒是生病這個事，僅僅是在必要的時候才會想起。

2018 年我開始寫部落格記錄抗癌的心路歷程後，有不少病友問我到底該怎麼度過漫長而痛苦的治療期，我不知道該怎麼回答，因為對於我個人而言，治療不漫長也不會太痛苦，但如果硬要回答，我可能會用「學會找樂子」這個答案吧。

之前我在給基金會的稿件裡寫到，「治病不代表生活的

終止，而是另一種與眾不同生活的開始，把注意力從治病轉移到如何把生活過得更好，就能找到另一種樂趣」。現在看這句話，我覺得自己真正想說的其實就是「找點樂子吧」。

生病的確是一件大事，但這件大事和大考考砸了、突然失業了、被另一半劈腿了或投資失敗了……沒有什麼本質上的區別。事情發生了，痛哭沮喪過了，生活改變了，人仍然要學會在新形式的生活裡活下去，並且在新生活的諸多限制下盡量找出新樂子。

人生遠不止一種活法。如果我一直固守著「大學裡我學的可是最流行的街舞，現在卻和一群婆婆媽媽在一起跳土風舞做健康操，太丟臉了！」這種偏見，可想而知我的化療過程會怎樣的生不如死、憤恨難平。拋開過去生活中固定的思考模式，以一個全新的視角認識世界，嘗試過去不會嘗試的新鮮事物，你會發現，嗯……土風舞也挺有意思的。

這個世界為所有不同背景、不同境遇的人都預備了裝滿驚喜的盒子，只是看你想不想開啟它們。

（二）

不過這樣的心態在較封閉的治療期還算是容易培養的，對我來說，真正的挑戰是在完成治療之後。

　　2013 年 5 月，我完成乳癌的第一次治療流程，回校讀大三。關於回校後的經歷，我本來想重新寫一段，但仔細看過後，覺得這段在部落格上寫過的文字已經非常準確地描寫出了我當時的狀態：

　　……和朋友們闊別一年多後再次回歸，我感受到了巨大的心理落差：所有人都在快速地改變和成長，只有我還停留在原地。朋友們的表現時時刻刻提醒著我，他們已經準備好了迎接實習、工作、完善自己和走入社會，可當時的我還頂著小平頭，因為化學治療而長胖的臉也還沒消腫，因為一年的缺課而對所有實習機會都缺乏信心。校園裡大家朝氣蓬勃、充滿幹勁的氛圍像一隻手推著我、拉著我，叫我趕快跟上步伐，可我卻覺得自己無論怎麼做，都和他們相形見絀。

　　我不想落後，依舊努力地朝著大部分統計學學生的目標奮鬥：金融機構、銀行和諮詢顧問公司等，我在努力地回歸以前的生活，但時時感到力不從心。

　　每天都要按時吃藥，每個月都要去醫院打針，每 3 個月要去見一次化療醫生，每半年要去見外科醫生，每年要做的抽血化驗、超音波、CT 和 MRI[001] 檢查數也數不清……這些日子都需要我好好記住，好好規劃，連外出旅遊、面試和聚會通通都要為了這些「重要的日子」留空。當我為熬夜感到

---

[001]　CT：computed tomography，電腦斷層掃描。MRI：magnetic resonance imaging，核磁共振造影。

內疚，當我不再通宵去夜店、KTV，當我在每次檢查前感到克制不住的緊張，當我在尋找實習機會和學業中面臨壓力的同時，需要再應對「壓力太大是不是對身體不好」的焦慮時，我才發現，無論我再怎麼努力回歸，生活都不再和「普通年輕人」一樣了。

這是我整個「與癌同行」經歷中最黑暗的一段時光。當時的憂鬱和焦慮源於舊的自我認知已經崩塌，可我卻還拒絕承認，拚命拉緊過去的衣角，欺騙自己這件千瘡百孔的衣服還是最完美無缺的選擇。

當然，為之奮鬥了 20 年的人生規劃，一夜之間搖搖欲墜，換做誰都無法接受。也許是為了讓我及時認清自己，命運的一桶冰水很快又再一次從天而降。

2014 年 6 月，在例行回診中，超音波和 X 光檢查結果顯示我原來的傷口附近又出現了兩個很小的腫塊，後來做了穿刺切片，確診復發了。此時距我完成上一次治療，還不到兩年。

說不崩潰，那是假的。拿到報告後我在心裡不斷地質問命運：我並沒有要求長命百歲，但為什麼給我的健康時間這麼短！

我的確向命運祈求過多幾年的健康時間。生病之後，自然而然的、無意識的，我會對一些以前認為虛無飄渺的超現

實理論產生興趣和好感，對哲學、宗教和信仰的領域會多一份敬畏。走入佛寺的時候我會學著其他人那樣雙手合十，在佛前一遍遍默唸自己的心願：佛啊，我不貪心，只要再多幾年，讓我去完成一些我還沒能做完的事就可以了！事實證明，再堅定的無神論者，面對死亡近距離的凝視前，都會舉白旗投降，這是生物求生的本能。

那次復發程度不重，不需要做化療，做完手術就完事了。手術前醫生徵求我的意見，要單側切除還是預防性雙側切除，我最後選擇了雙側，僅僅是因為嫌麻煩，況且做乳房再造也能做得更對稱嘛。

人總會在生命的某一刻，突然下定了放開一切的決心，甩開所有從前的負荷和憂慮，不回頭地向前走。我願意相信這是人在冥冥中得到的命運的暗示，曾經緣分的相遇、交織，經歷的絕望、痛苦，都是牽引，到了岔路口，人便能恍然明白命運如此安排的意義，而身邊某一條小路就是你人生的歸途。

我在熙熙攘攘的大道上已經走了太久，剛起步時是奔向前方虛無飄渺的光，後來就僅剩被人群推擠的迷茫。光從遙遠的天邊照射過來，只能透過層層疊疊的人海投射到我的眼裡，目之所及都是人的軀體。可人群總會被分開，或早或晚，人會驚覺自己被推擠到大道的邊緣，一邊是悶熱、擁

擠、灰暗的人牆，一邊是一條就在腳邊的孤獨小路。每個人都需要一個契機做出選擇。

　　復發這件事，對於我來說就是這樣一個契機。命運的手推了我一把，我一個踉蹌踏上了旁邊的小路，前方沒有了聒噪的人潮，我第一次能直接看到遠處的光以及自己要去的方向。

　　之後，很明顯的，許多原本的世俗觀念突然就在我心裡淡漠了。很多人說「生病以後才知道自己真正在乎的是什麼」，這話也對也不對。自己真正在乎什麼，並不是生病以後就能知道的。一次死裡逃生能給予人震撼和經驗，但等死亡的陰影散去，大部分人還是會選擇回到原本的老路上，畢竟讓人放棄幾十年的積澱和堅持，讓以往付出的一切都凋亡，一次死神的咆哮還沒有這個威力。我也不例外，所以真正讓我看清楚自己的，不是第一次生病，而是後來的復發。

（三）

　　第二次與死神相遇讓死亡變成了一個具體的存在，變成一個有份量、可感知、不能再以「你一定可以」、「肯定沒問題」、「治好就行了」這類「雞湯」掩蓋的真相。以前死亡是我身後的影子，現在死亡就是我本身。

　　我無法忽視它，忽視它就是忽視我自己。所以我開始學會正視它、面對它。每個人都知道自己終有一死，只是大家都心存僥倖：肯定不是近期。而第二次面對死亡之後，沒變的是我仍然知道自己終有一死，但有可能是近期。

　　當死神的號角聲融化在肌膚骨血裡時，就像是在生命裡倒入了一瓶消毒水，刺鼻、辛辣，卻能將雜質清除乾淨。回校後我果斷放棄了原先的職業規劃 ── 統計和金融，我不喜歡也從不擅長，而是回到了最能讓我舒服的領域 ── 文科，做了一名華語文教師。並不是說我在文科方面多有才能，我只是希望把自己兩次從死神手裡偷來的時間，用在心甘情願的地方。

　　前途發展、賺錢、物質、社會地位以及他人的期待……這些因素在我做決定時，完全不予考慮。我想的只是，做一個自己比較感興趣的事，能養活自己，同時給自己留有體驗生活和實現自我的時間。

　　直到現在我的想法仍沒有太大改變，體驗和實現自我對於我來說仍然是生活裡最重要的事。生病之後我也像很多其他病友一樣，思考過活著的意義，既然人生要經歷這麼多痛苦，那我們為什麼還要活著？既然人生皆虛妄，人類渺小得如滄海一粟，那我們為何還要在絕望中掙扎、浮沉？

　　我不能說我想明白了這個問題，可能也沒人能說他們真

的想明白了。但對於我個人，無論命運裡有多少苦，我仍貪戀那些在痛苦中偶得的微小如火柴光芒般的溫暖與善意，對漂浮在一大片苦海中的一個個新奇島嶼充滿了好奇。生命的誕生對於個人而言沒什麼目的，也求不得什麼答案，人能真實了解的，只有自己的肉體、精神在與世界碰撞時產生的個人體驗，這是我們化成這具脆弱的肉身，在這個世界上走一遭能獲得的唯一真實。

如果命運阻擋了我們去追求以社會、群體或人類族群為主流人群設下的人生目標，那可能正是在提醒我們反思，到底什麼才是活著的本質？

工作後，我開始寫作，文字幫助我疏解和療癒。2015 年我開了部落格，叫「黑貓」，有「在漆黑中尋找黑貓」的探索自我之意，那是第一個部落格的前身，只不過寫的都是些沒人會看的晦澀文字，一個字一個字堆砌起來的，只是通向自己內心深處的臺階。

我一直把文學當作治病的良藥，不醫身，醫心。癌症是一種很惱人的東西，即使身體在上一場戰役中勝利，之後的日子也要在不斷回頭、警惕它捲土重來的惶惶中前行。手術、藥物和科學能修復身體，卻無法縫補身體已經痊癒的患者內心裡的裂痕。在醫心的領域，以資料分析和循證實踐為基礎的科學再強大，也只能為文學、詩歌、心理學和哲學讓步。

這句話從一個曾經的統計學系學生的嘴裡說出來，似乎有點尷尬，但也並不是完全不可理喻。當年在大學的時候，我們總要在課堂上學習很多資料分布模型和公式，這些模型和公式能幫助我們分析並預測大部分資料的走向，分析下一個點會出現在哪一個位置，而真實測量值一般都會落在猜想值的某個信賴區間（confidence interval）內，更簡單來說，這些模型和公式有 90%、95% 甚至 99% 的機率能對未發生的資料進行準確預測。

當時我看著這些分布圖和方程式，心裡總有個過不去的坎，那些在大機率之外的異常值（outlier）呢？在進行判別分析的時候，它們通常會因為影響建模而被人為剔除，那統計學便無從了解它們，甚至根本看不到它們。但對於我們每個人自己的人生而言，如果在某個時刻突然冒出來一個異常值，人生的未來資料走向怕是會完全偏離原定的模型與公式吧。

這只是一個剛入門的統計學系學生的困惑，卻未曾想自己今後的人生還真正印證了從前的困惑。

我們一直都在學習如何在既定的跑道上跑得快或者如何堅持跑到底，鼓勵在跑道上跌倒的運動員堅強地爬起來咬著牙繼續向原來的終點前進，可卻沒有人教過我們，當傷勢過重必須離開跑道時，我們該何去何從。

我只有到文學裡去尋找答案。史鐵生的〈就命運而言，休論公道〉、程浩的〈幸與不幸，都需要有人去承擔〉、歐文·亞隆（Irvin D. Yalom）的《存在主義心理治療》（*Existential Psychotherapy*）中對死亡的深刻探討，赫塞（Hermann Hesse）在《流浪者之歌》（*Siddhartha*）裡對生命意義與智慧的追尋……

這一個個從別人的痛苦與沉思中流出的文字，此刻成為引領我走出灰暗的使者。想到這裡，不禁想像，是否此刻我打出的這些句子，在某個時刻也能為世界上某個角落的某個人帶去一絲柔光。

（四）

畢業後第一份工作並不是特別順心，我遇到了很多癌症患者在職場中的困境。

當時我還沒有完全把自己的病情告訴周圍的同學和朋友，只有少數幾個親近的朋友了解，她們都是當作守護一個大祕密似的保護著我的隱私。當時我不願意讓太多人了解我的情況，一是不想被不熟悉的人同情，二是不想成為別人聚會裡的一個八卦或故事。還是那點可憐的自卑，那點可笑的自尊，最終困住的還是自己。

《教父》（*The Godfather*）裡曾經有句話觸動到我，具體文字記不清了，說的是最讓人恐懼的人，就是完全沒有祕密的人。曾經我在工作中絞盡腦汁以各種理由向同事和老闆請假，只是為了掩飾自己去醫院做檢查；在生活中對熟人朋友也時不時需要撒個小謊，聚會上聊到一些可能會穿幫的話題時我會感到莫名的心慌。這種經常出現的不坦誠經驗讓我很不舒服，但我仍然沒有勇氣說出自己的過往。我害怕在別人眼裡成為無用和被照顧的角色，實際上早已經在心裡把自己定位在低人一等的位置上，並唾棄和嫌惡著那個低人一等的自己。

害怕別人的眼光，卻把本該張揚的自我也殺死在了害怕裡。

最終還是命運的走向拉了我一把。

2018 年 4 月底，乳癌的陰影已逐漸散去，生活也慢慢步入正軌，在一個再普通不過的早晨，我發現自己腰間和膝蓋的皮膚上無故出現了兩個巨大的紫色瘀斑。都說久病成良醫，還是有幾分道理的，我以前從來沒有懷疑過自己在血液方面會有什麼問題，但這兩塊青紫發烏的大瘀斑在瞬間便撞響了我大腦裡的警鈴：一定是血小板出問題了，可能是白血病。

不管是因為小時候韓劇看多了，看多了女主角一開始流

鼻血就是白血病，還是因為和乳癌相伴的日子裡也了解了太多其他種類的癌症，這兩塊在家醫科醫生眼裡不值得大驚小怪的瘀斑，在被發現的那一刻已經被我自己診斷為了某種血液裡的重症疾病。而事實證明，久病成良醫的確是真理。

當天在診所做完血液檢查，我就走急診程序住進了大醫院，幾天後就開始化療，一療完成後又趕回老家。我在新加坡全部的家當都是室友在我回國之後幫我收拾好海運回來的。

這個病就是在和時間賽跑，因為它的名字是「急性骨髓性白血病」（Acute Myeloid Leukemia），英文縮寫為 AML，就是韓劇裡悲情女主角會得的那種病。

關於我為什麼這麼「幸運」，在乳癌之後又得一個白血病，這個在醫學界也還在討論。但我以前的乳癌醫生和之後的主治醫生都告訴過我，我這種情況雖然少見，但並不是沒有，不少病友和我一樣，在進行完乳癌的化療之後幾年，又被檢查出了急性骨髓性白血病。這或許和基因有關，或許和化療藥物有關，但確切的答案只能留給未來了。

由於醫療技術的進步，現在只要父母或其他親人與患者的 HLA[002] 配對達到半相合，就可以順利進行移植。所以我並不需要在焦躁中祈禱老天從骨髓庫中賜我一個稀有的完全相

---

[002]　HLA：human leukocyte antigen，人類白血球抗原，是人類的主要組織相容性複合體的基因，該系統是目前所知人體最複雜的多型系統。

合捐贈者，而是直接採用我爸的幹細胞進行移植就好了。

我願意把這當作命運的恩賜，要是在更早以前，我可能真的沒機會在這裡寫下這些文字了。

這是我第三次和癌症相遇，一樣也經歷了崩潰、麻木，再到接受、面對的過程，而那個崩潰、麻木的過程也和前兩次一樣短暫。這算是我的一個優點吧，姑且稱之為「隨遇而安」或者「傻」。

在被確診為白血病的那天，聽著醫生的話我崩潰得一塌糊塗，朋友們也都趕到醫院陪著我。但兩個小時，僅僅兩個小時，我們就接受了這份沉重的「禮物」，並積極應對起之後需要面臨的緊急變化。

確診後的第二天，我把部落格「黑貓」改名為「筱慢的遊樂場」，開始跟這個世界分享自己的故事。

當我開始講述，人們如何理解我的故事、解讀我的經歷，用何種情感對待一個與癌症相伴 7 年、罹癌 3 次的年輕女孩：同情、震驚、觸動、憐憫、懷疑、冷漠……都已經無關緊要。講述本身就是一種冒險，冒著被誤解、被過度解讀、被反覆比較、被譏諷嘲笑的風險，而其實，每個人的人生又何嘗不是這樣呢？

講述對於我來說最重要的意義不是尋求外界的理解，而是呈現內心的真實。把自我的這種赤裸裸的真實展現出來，

是需要巨大勇氣的，勇氣來源於 3 次面對死亡的過程中積攢下來的緊迫感。生命短暫，一切假面都是一種愚蠢的浪費，我希望當不可避免的死亡來臨之時，我能說自己盡力活出了最真實的自我。而關於外界的回饋，若是同情和感動，我感恩並欣喜接受，因為這來源於人性的善；若是誤讀和嘲笑，便置之不理，畢竟這世上沒有感同身受，誤解和被誤解是人類的宿命。

我在某健康雜誌上曾寫過一小段文字，送給所有年輕的乳癌患者。

我認為乳癌患者身體上的疤痕帶著某種強烈的隱喻，破碎、自卑、羞愧和重建。接受自我，對於乳癌患者，在某種程度上，就是接受自己真實的身體。正視真實，擁抱真實，熱愛真實，是每一個癌症患者擊退自卑的良藥。

（五）

說到治療，白血病比乳癌來得凶猛得多，也複雜得多。我第一次化療就感受到了這種區別。

白血病的引導期治療最為艱辛，也最為危險。當時醫院的做法是連續 24 小時點滴，輸滿 7 天。因為輕微的病毒感染和化療藥物的影響，我連續高燒八九天，便祕之後又腹瀉，

大概有 3 天連水都喝不了，身上因為高燒起了莫名其妙的紫色紅疹，皮膚科醫生看了都感到疑惑。體溫升高後就開始以物理方式和藥物降溫，體溫降下來舒服沒多久我又開始打冷顫裹棉被，迎接下一輪的高燒。腦子像被漿糊代替，身體如同灌滿了鉛水。

結束後我的體重掉了六七公斤，一向粗壯的小腿肚瘦成了竹竿。我本來還挺開心，想著終於減肥成功了。

可還是開心得太早，當我做好充足的心理準備，準備迎接之後療程的巨大副作用時，卻再也沒出現過嚴重的化療反應了。一是因為所用的藥物和引導期不一樣，二是藥量和藥效強度都比引導期顯著降低了，所以我回國後，引導期期間丟掉的體重已經基本吃回來了八成。

在每一次白血病結療後的 7 ～ 14 天，嗜中性白血球（白血球裡真正消滅細菌的那一部分主力軍）跌到接近於 0，血小板掉到 $10 \times 10^9/L$ 左右（正常的最低值為 $100 \times 10^9/L$），在這個時期患者免疫力幾乎為 0，凝血功能低下，最容易出現感染或其他危險狀況。以前那種乳癌化療結束後馬上出去玩的情況是不可能出現的，我必須小心再小心，必要時還得回到醫院住院輸血、打升白針。

在這種情況下，照顧白血病患者是一件絕對精細而嚴謹的工作，尤其是在白血球沒有恢復到正常值之前，患者和家

屬需要警惕所有可能的感染源，居住環境要嚴格消毒，也要盡量避免外出就餐。所以我媽從一個剛達到廚藝及格線的「廚房新手」，經過了一年時間，已經脫胎換骨成「米其林大師」了。

對於骨髓移植，多數病友可能仍伴隨著一種複雜的情感，混雜著生的希望和死的恐懼。幹細胞移植目前仍是治癒白血病和再生不良性貧血最有效的一條路，可這條路有刀山有火海，有危機四伏的叢林和嗜血的野獸。但能放棄嗎？那可能連明天的太陽都不一定看得到。為了生，先要踏過死，這頗有鳳凰涅槃的象徵意義。

幹細胞移植之所以對患者是一種生死考驗，原因很多也很複雜，只需想像一下用藥物把一個人身體裡幾乎所有的血細胞都殺死再換上一批新的，就已經夠驚險了。這不是我們常規意義上想像的在手術臺上睡一覺，醒來就換了一個新的器官。一般說來，造血幹細胞移植住院期間約需 4 到 8 星期。移植後會使用白血球增生素促使中性球恢復，自體骨髓移植血球恢復時間約需 2 週，自體周邊血幹細胞移植約需 10 天，異體骨髓移植約需 13 到 22 天，臍帶血移植約需 2 到 4 週；更別提還有其他繁複的療程。移植病房通常是一個有著整面牆空氣過濾器的單人隔離無菌室，吃喝拉撒都在那不足 10 平方公尺的小屋裡，護士和醫生進屋都得穿無菌服，所有屋內

用品每天都由護士進行消毒和清潔，家屬送來的飯菜都得由護士用微波爐加熱過 5 分鐘後才能送到患者手中。這樣近乎鐵面和無情的嚴謹，才保證了成功讓患者活著走出移植病房的機率。

無菌室裡可能出現的突發狀況很多，每一個都讓人膽顫心驚。有患者在極大劑量的化療藥物作用下出現心衰竭，家屬一晚上收到好幾張病危通知書；有患者在白血球過低期（因化療把患者自身的白血球全部殺死再回輸捐贈者幹細胞，會有長達兩週白血球低下的極度危險期）出現感染，因免疫力太低，細菌或病毒感染危及生命，醫生和護士徹夜搶救才撿回一條命；有患者出現長達兩週的水瀉，只能禁食禁水；有患者則是便祕、口腔潰瘍或嘔吐不止……。

聽了不同病友的故事，我對進入無菌室這件事已經抱有視死如歸的心態。這算是我的一個習慣，任何事情都會做好最壞的打算；而以往，現實總會比想像的好，這次也不例外。

我共在無菌室裡待了 30 天，除了進行化療的兩天和回輸捐贈者造血幹細胞之後的兩天吃不下東西之外，其他日子裡都能基本把我媽給我準備的所有飯菜吃乾淨。有個護士和我聊天時說，她們護士之間換班或者閒聊的時候都會說起，「嘿，6 床又把飯菜吃完了！」像在說一件不可思議的事情一般。

像便祕、腹瀉、嘔吐、膀胱炎、心衰竭或感染，這些其他病友們極有可能遇到的情況，我在無菌室裡都沒經歷過。不說假話，每天我在無菌室裡度過一天的時光後，都會在心裡狠狠感恩一番，感恩這一天的平安，同時也提醒自己準備迎接第二天的挑戰。若是當天出現一些不適反應，我便會透過轉移注意力和進行一些正念的冥想來度過。可大致上，我在病房中的確沒遭什麼罪，反而閱讀了十幾本書，看完了幾十部電視劇、紀錄片和電影，一直持續更新部落格。現在打下這些字，心裡仍然倍感幸運和感恩。

之後我也看到一些新的病友加入了我們的病友群，而他們在進無菌室前也經歷著我當時那種忐忑、疑惑、擔憂，甚至恐懼的心情，這是不可避免的，尤其是在聽說了一些令人揪心的病友故事之後。可別人的故事，終究是別人的故事，只有自己經歷過的才是自己的。從別人的經歷中可以借鑑和學習，但也不必因此太過憂慮和害怕，畢竟命運從來不按常理出牌，誰知道你抽中的是什麼呢？

（六）

此刻，我正準備要邁過自己的「一歲生日」，從接受移植到寫這篇文章的現在，已經快一年了。今年過得尤其快，

比之前任何一年都快，快得讓我似乎剛經歷過震盪，就要忘記震盪時眩暈的感覺了。

　　生活又一點一點邁上了正軌，小舟又越過驚濤駭浪划向了平靜而寬廣的水面。回到熟悉的家中，一切都沒變，又似乎一切都不再相同。

　　今後仍然要與醫院打交道，要和回診交朋友，癌症留下的烙印會成為我生命裡的一部分，也許這一輩子我都要學習如何和這些傷疤和諧共處，如何在也許會充斥更多限制的生命裡創造出無限的價值和意義。今後的每一分鐘都是我歷盡艱辛從死神手裡偷來的寶貝，而我也要重新思考，如何能讓這些寶貝擁有它們最合適的歸處。

　　從小我就很愛看科幻，看著澄淨透亮的天空就會開始想像自己在宇宙中到底是個怎樣的存在。生病以後，我也會經常試圖想像和理解疾病對於整個宇宙而言究竟有什麼意義。關於這個問題有太多的解釋和五花八門的答案，但最終探究起來都會遠遠落在人類理性理解的範疇之外。所以，我已不去執著於那些摸不透的原因，只把疾病當作某種啟示，或某個龐大秩序在執行中出現的必然。遇上疾病，於人類的肉體而言是一種不幸，但也許對於某個更龐大的存在來說，是一個新階段的開始。我們無從知曉宇宙的意圖，但我們能接收到宇宙的啟示和訊息，透過疾病，透過轉折，或者透過每一

次生活的震盪。我們能了解的，只有當下的感受而已。

活在當下，這句老生常談，仍是人類在這個變幻莫測的世界中唯一可靠的生活準則。

未來的日子裡，若是再充斥著違心的話語和虛假的面具，若是再把別人的目光當作表演的舞臺，若是再把過去的重擔和未來的惶恐都加諸於今日的感受，那又何嘗不是對生命的背叛、對手中寶物的褻瀆呢？

也許這就是宇宙的啟示，是疾病的意義，讓一部分人從盲目和麻木中掙脫，重新回歸自己的本性，敏銳而犀利，看清自己，看清生活。

以蒙田（Michel de Montaigne）的一句話結尾吧：

如果我編書，就要彙編一部人類死亡紀錄，同時附上以下注解：教會別人死亡的人，同時也能教會人生活。

（本文作者：筱慢）

不一樣的
燦爛日子

　　自生病以來，我曾經動過無數次念頭想要記錄點什麼，可是計畫一再擱淺，想來原因有二：一是那段日子是生命中一段非常灰暗的日子，那種痛苦的回憶並不值得回味，我不想在傷疤快要結痂的時候又去揭開它重新審視一番，不管是什麼理由；二是如果是等術後 5 年再來書寫這些文字，也就是在已經達到醫學意義上的治癒時，那段沉痛的經歷將成為我生命的徽章，是對我生命的禮讚，我的心情自然截然不同，可是現在術後僅僅兩年，我還有很長的路要走，還需要時間來證明自己，所以不願就此開始寫我的回憶錄。然而，就在我一再擱置自己的回憶錄計畫時，透過幾個年輕朋友，我得知有出版社的編輯想召集各癌症病友們來記錄自己生病前後的點點滴滴，以此幫助後人，也算是賦予疾病另外一種意義。在此機緣巧合下，我決定重新拾掇起回憶錄計畫，希望藉由此文，能帶給大家警示或者啟發，預防永遠大於治療，但願朋友們一路走來，遠離疾病，喜樂永伴！

確診

　　我的乳癌真正確診是在 2017 年 8 月 15 日，但在此前至少半年，身體已經對我發出無數訊號，可頭腦簡單而又缺乏健康常識的我卻一再忽略。這也是我後來常常自嘲的原因：

讀書多又如何，不是自己的專業領域，連一點基本的常識都沒有，還自以為是，落得如今確診即是中晚期。

時間大概要先追溯到 2016 年年底的時候，我那時晚上坐在床上看書，經常感覺右乳會突然有一陣針炙一般的疼痛感，但那種疼痛感轉瞬即逝，可能過幾天才會有第二次，對生活毫無影響，所以不以為意。接下來是在 2017 年 4 月的時候，生活給我開了一個玩笑，我不小心懷孕了，然後流產，做了藥物性流產及子宮擴刮術（Dilatation and Curettage，簡稱 D&C）。在這段時間，我感覺右乳好像變硬了，揉著的時候會非常不舒服。我多次向老公訴說此事，但男人在這種事上一向不敏感，他用習以為常的態度來看待我所說的情況，對此不屑一顧，只說我大驚小怪，而我那時的精力都主要集中在流產一事上，也就忽略了。2017 年 7 月，我們全家人去峇里島旅行，這是早都計劃好的事情，醫院檢查的事就往後推了。旅行結束回來後，我的右乳已經非常不舒服了，不僅變硬，而且摸起來疼痛感加劇，我洗澡都不敢碰它，但因為已經訂好了兩天後的機票回老家，我的拖延症又犯了。

話說到 2017 年 8 月時，回老家已經有一個月的時間了，有一天，我無意中跟姐姐說起乳房疼痛的事，姐姐立即向我推薦了一個當地有名的超音波科醫生，然後催促我去檢查，我這才決定和媽媽一起去看一下。說來真是可笑，超音波醫

生替我檢查的時候，異常仔細，反覆檢查，花了很長時間，媽媽那時在旁就開始擔心起來，可我躺在那裡，絲毫沒有覺得有任何不對勁的地方，一直都安安心心的，即便臨走時那個醫生建議我最好還是到某某醫院（我們當地一家很有名氣的大醫院）再去確認一下，我也不覺得事態嚴重。現在想來，無知真是可怕，那時候的我，真是愚不可及！（請原諒我罵自己幾句：我在一個溫暖、和睦的家庭長大，從未品嘗過生活的艱辛，從小到大成績優異，受盡家人寵愛，生活於我而言，一片美好，所以長大後，我一直都有點鴕鳥心態，常常有意避開一些比較負面的東西，盡量讓自己繼續生活在自己打造的美好生活圈裡，很多東西就這樣被我選擇性地忽視了。現在想來，這種心態真的是非常不可取，謹此勸諫看到此文的朋友們吧。）

然後我去醫院檢查，超音波和細針抽吸，結果不太好，我們立即辦了入院手續。為了進一步診斷，我當時還同意做了粗針穿刺，因為我還抱有一種僥倖心態，如果切片結果出來是良性，那就在當地醫院做手術，如果是惡性，那就回工作地的城市去手術。老公也著急地趕來了，切片報告第二天才出來，一家人晚上都過得非常不踏實，心裡一直惴惴不安。

說到這裡，還有個插曲，就在那天下午，我們還去看了

當地頗有名氣的治療乳腺增生和乳腺腫瘤的一位家傳中醫。這位老中醫已經 80 多歲了，她別的都不看，只看乳腺方面的問題，據說中藥方子是傳了好幾代的，不過她的治療是用中藥泡酒喝。我之所以信她，不僅是她在當地名氣頗盛，更重要的一個原因是我堂姐 2007 年的時候也被確診為乳癌，手術和化療結束後就一直在她那裡拿藥酒喝，到現在已經 10 年了。那位老醫生非常不建議我們手術，說是讓我先喝 3 個月藥酒再看，應該會有好轉，如果到時沒有效果，再手術也不遲。我和家人權衡一下，不敢冒險，覺得如果情況不好就該馬上手術，但當時還是掏了 3,000 多元，拿了中藥，讓她後續配好後讓我寄回家。我當時的想法是手術後也像堂姐那樣喝喝藥酒，不過我後續一直接受正式的治療，所以藥酒到目前為止也沒有喝過。

第二天上午，本來說 11 點取結果，可我們在家都坐不住，我、媽媽和老公 10 點不到就在那裡等著了。和我們一起等候的人還有很多，神色各異。通知我拿結果的時候，我還沒起身，老公立即就衝過去了，拿到結果後，也沒說話，就遞給媽媽，我當時就意識到事情已經完全沒有轉機了。我們也把結果拿給醫生看了，並表達想回工作地點的城市再做手術的想法，當時醫生就說了一句話：「那最好在 7 天之內趕緊手術。」我不知道是否是因為做了穿刺的原因，總之大家

都覺得事態極其嚴重，辦好出院手續後就趕快回家了。開車回家的路上，老公一言不發，媽媽坐在後座，緊緊握著我的手，我無聲地淌著淚，腦子裡一片空白。

回家之後，老公趕忙聯繫朋友，預約好醫院，就開始訂第二天回家的票。堂姐也過來了，不斷安慰流淚痛哭的我。雖然難過，但因為堂姐是過來人，罹癌到現在也 10 年了，所以我心裡並不那麼絕望。訂票時，老公在客廳裡讓我拿媽媽的證件給他，因為媽媽也要陪同我們一起去我家那邊照顧我，在我把證件遞給老公後返回臥室時，瞥見一向堅強的老公突然一下子流淚了，就好像是那種難受的感覺憋了好久，終於忍不住了。我的心好像被狠狠地打了一下。

整個過程中最有趣的就是我兒子，兒子那年 9 歲，每年暑假都陪我回外婆家玩，很喜歡待在老家，跟他說要回家的事，他非常不樂意，還提出讓我們先回，自己在外婆家待到開學前再回去。另外他一直心心念念的一家火鍋店還沒有去，也還想去吃一頓火鍋。姐姐提出晚上去吃火鍋，滿足一下兒子的心願，可那時候誰有心情去吃呢，而且還要收拾行李，一家人忙成一團。雖然媽媽搖頭嘆道孩子不懂事，可那時孩子的不懂事卻是陰鬱籠罩下透出的唯一一點陽光啊。

晚上兒子入睡之後，老公和我兩人抱在一起，痛哭不已。這個剛邁入不惑之年的男人，在那時哭得像個孩子，好

幾次都泣不成聲，我從來沒有見過老公的這一面。我和老公自讀研究所認識以來，一起走過了 17 年，雖然我的遠嫁、家庭背景的不同以及婆媳關係等一系列事情讓婚姻生活不盡如人意，讓我和他在柴米油鹽的家庭生活中失去了往日的熱情，但就在那一剎那，彷彿所有的一切都回來了，我們再一次深刻地感受到彼此的重要性。如果說，我曾經對老公、對婚姻還有些許抱怨或不滿，在那一刻，全都煙消雲散了，那一刻只想著在餘生好好珍惜這個男人。同時，我也因為自己生病而需要讓他陪我一起承受壓力感到抱歉。

　　一夜輾轉難眠，好不容易到了天亮，媽媽陪著我們一起回家，然後就開始了馬不停蹄的奔波治療，其間種種，箇中滋味，一言難盡。好在時間總是往前走的，不論何種心酸痛苦的日子，終會過去，只要滿懷希望，就能走出陰霾，迎來生命的曙光。

治療

1. 手術

　　回家之後我就迎來了人生中那段極其灰暗的日子。從週三回家，週四醫生看診辦理入院，到第二週週二手術，一切似乎都在有條不紊地進行著（這要感謝我的家人，他們的操

心成就了我的省心），可是我的內心卻是慌亂的。我現在無法清晰地描述當時自己的想法，因為那是各種情緒的雜糅，似乎有不甘，不甘為什麼是我攤上這事；有恐懼，恐懼未知的未來和把握不住的明天；有糾結，糾結治療過程中什麼才對我是最佳的選擇。但歸根結柢，我就是覺得一切都那麼不真實，好像在做夢一樣。

手術前我很少哭，一則因為忙著做各種檢查，行屍走肉般穿梭於醫院的大小走廊，來不及多想；二則因為碰到了一些病友，她們的樂觀和開朗感染了我。所以那時的我，都是以堅強、樂觀的形象示人的，但只有我的內心知道，其實自己並沒有完全接受這一切。

3 個多小時的手術順利結束，媽媽、老公、公公、小姑和兒子都在手術室外等著我。當看到我被「五花大綁」地從手術室推出來時，兒子瞬間流淚了。（當然，這是後來媽媽告訴我的，我那時昏昏沉沉、自顧不暇，怎會注意到這些！）

手術雖然順利，但是因為延誤就醫，所以病情比想像中要嚴重，腋下淋巴結也全部清除了。不過幸運的是，我的癌症是屬於可以選擇荷爾蒙治療（Hormonal Therapy）的類型，後續還可以透過服藥來控制。

這是我的第一次手術，大醫院、好醫生和溫柔的護士，最重要還有家人的陪伴和貼心照顧，我覺得一切都是幸運

的，謝謝他們！

第一次手術結束之後一個月，因為要接受化療，按醫院的要求，每個患者都需要安裝人工血管（即人工靜脈植入器）方便輸液。本來安裝人工血管是一個小手術，但據醫生講，因為我需要安裝在左側，情況較右側更為複雜，另外我的血管很細，所以醫生幫我手術竟然花了將近 3 小時。手術那天，老公工作上有安排，雖然可以調整，但因為大家都說是個小手術，所以他就放心地沒來陪我，留我媽媽一個人在那裡守候。當媽媽在手術室外等了兩小時都還沒等到我時，開始擔心起來了，別說是她，連手術室外的醫護人員都感到意外。當我 3 小時還沒有出來時，媽媽在外面都快要崩潰了，她打電話、傳訊息給我老公，心裡擔心得要命又無計可施。說起來，那時一分一秒的等待對媽媽來說都是一種煎熬，我在手術室裡卻相對好過些。

還好，時間雖然花費較多，但手術最後還是成功的。只要結果是滿意的，過程我就自動忽略不計了。

2. 化療

和很多其他病友情況一樣，我的化療也是標準的 8 個療程（當然有的人是 4 療或 6 療），21 天一療，前 4 療程用紫杉醇加環磷醯胺（Cyclophosphamide），後 4 療程用歐洲紫杉醇（Docetaxel）。很多病友對化療的反應都是類似的，基

本都是在化療結束前幾天吐得七葷八素，整天身體無力，腦
袋昏沉，除了躺著還是躺著。所有的腸胃道反應全部結束大
概要在一週之後，然後胃口會慢慢好起來。由於化療期間白
血球計數降低，抵抗力下降，再加上天氣逐漸轉涼，我基本
很少出門。那時我加入了當地的乳癌患者互助團體，了解了
很多化療期間提升白血球的方法，所以在每一療的腸胃道反
應結束之後，我便迅速開始了食葷者的生活，每天不是豬骨
就是牛骨燉湯，海參、紅棗水，透過各種方法竭盡全力恢復
能量。為了能盡量多吃肉，我們在後期一週吃 4 次火鍋，每
次燙的嫩牛肉或豬肉丸有 8 兩到 1 斤，我基本不用吃白飯，
光靠吃肉就填飽肚子了。雖然過程艱辛，但我的化療幾乎沒
有延遲過，沒有打過一針升白針，硬是每次都讓白血球達標
了。這應當算是我治療過程中第一件讓我驕傲的事情了。
只是由於吃肉較多，再加上後期服用地塞米松（dexameth-
asone）等激素類的藥，我的體重上漲迅速，到 8 個療程結
束，已經足足多了 15 公斤。（附：對乳癌患者來說，體重控
制是一件極其重要的事情，但當時是治療期間，一切以順利
完成化療為目標，所以我就沒有太關注這一方面。不過後續
減重也是意外輕鬆，具體詳見「康復」部分。）
　　都說化療時要多喝水加速新陳代謝，可化療藥物的副作
用會讓你什麼水都喝不下，白開水、綠豆湯、果汁或淡茶

水，各種方法都試過了，無一奏效，該吐的還是吐。其實我那時還從醫院開了自費的進口止吐藥，可是感覺效果不大，吃了止吐藥後雖然吐得少些，但乾嘔不斷，同樣是很難受的。在那種極端痛苦的時候，我曾一度絕望地認為我可能這輩子都不想再喝白開水，不想再聞綠豆湯的氣味了。可今天的我，每天 3 杯白開水，喝得非常開心，也超級愛喝暑夏時媽媽準備的南瓜綠豆湯，要不是今天寫文章回憶起那時治療的事，我都差點忘記自己曾經厭惡過綠豆湯的氣味了。所以，親愛的朋友們，任何時候都要相信自己，真的沒有什麼過不去的坎，邁過了那一步，你就是英雄！

說起化療，還不得不提化療過程中我遇到的一個小插曲。在第六和第七療程期間，我的右側大臂上腫出來一個包，有點硬，按著倒是不痛，但感覺越來越明顯。我有點擔心，去醫院找主治醫生看了下。醫生安慰我說沒關係，絕對不會像我擔心的那樣，是什麼轉移，她說這種病幾乎不會轉移到手臂上的，不過還是幫我安排了超音波檢查。因為預約超音波檢查是在幾天以後，我們想著單獨跑一趟來醫院做檢查麻煩，反正醫生也說是小事，就直接預約在第七療程前一天來做入院檢查的時候。

第七療程前一天的天氣極其寒冷。我們開車來到醫院，驗血檢查白血球達標，我和老公非常高興（快樂其實就是這

麼簡單），然後就去做超音波。超音波檢查結束後，一拿到
檢查報告，我們都傻眼了，報告上赫然寫著：懷疑轉移？我
和老公一路小跑著去找主治醫生，醫生看完後也愣住了，她
說臨床上乳癌幾乎不會有轉移到手臂上的。不過既然擔心，
醫生建議即便是良性的，也動個小手術把它處理掉。於是，
化療只能往後推遲了，冒著寒風，老公開車帶我回家。我記
得很清楚，那天是星期四，手術當時只能安排在第二週了，
這樣的話，化療就至少得往後推一週了。我當時很鬱悶，都
說化療推遲時間太長不好，我既擔心影響化療效果，又因為
那一紙超音波檢查報告，心裡七上八下的。晚上一夜難眠，
第二天一早，我倒突然有了主意：換間醫院換個超音波醫生
再檢查一下，現在這種狀況，我怎麼能只受一個醫生的檢查
報告所左右呢？

　　後續的事情大家大概都能猜到了，另外一個超音波醫生
說根本就不是什麼轉移，就是一個囊腫，我們索性就暫時不
管它，於是第二週照常化療。一週以後，那個日益明顯的突
起慢慢消下去了，之後就不見了。

3. 放療

　　因為接受了腋下淋巴結清掃，我必須要接受 25 次的放療
（即放射治療）。相對於化療來說，放療就感覺輕鬆多了，
除了皮膚需要特別注意外，我感覺整體的狀態還是非常舒適

的。我們當時掛的是晚上的號，因為老公白天還得上班，只有晚上才有時間開車陪我去。每天晚上開車來回近兩小時，連續 25 天，有時排隊排得較晚，做完放療都快午夜了，所以也算是著實辛苦了一陣子。

每天晚上做放療的過程可以用 10 個字來概括：等待 2 小時，完成 5 分鐘。雖說等待的時間是漫長的，但這段時間卻是我在整個治療過程中最快樂的時光：就在候診室裡，我認識了一幫朋友，每晚大家有說有笑，聊個沒完。那種談笑風生，讓我的心情變得越來越輕鬆，恍惚覺得生活還是一如常態，遠沒有想像中艱難。

放療結束回家後，不管多晚，媽媽都在家裡等著。我一到家，媽媽就趕忙讓我去床上躺著，然後把準備好的黃瓜片一片一片細緻地敷在我放療的皮膚上，當然整個過程她都會小心翼翼避開醫生畫好的定位線。敷好 20 分鐘後，媽媽揭下黃瓜片，幫我細心地抹上修復乳膏。說到這個，還要感謝我的兩個好閨密，當時我住的地方這種乳膏缺貨，她們倆分別在另外兩個大城市，費盡心力幫我去買。朋友的力量真是強大，又一次讓我感覺到溫暖。

放療時除了每次放療結束後對皮膚的精心護理外，放療前我還會喝點優酪乳，嚼幾根新鮮的石斛保護嗓子。總體來說，我的放療是輕鬆的，皮膚也保養得很好，沒有破皮，雖

然後來也確實黑了一點，但兩三個月後，黑皮褪掉，皮膚又幾乎恢復如前了。

4. 心理療癒

每個遭遇重疾的人，都曾經有過一系列的心理變化，這在我看到的很多文章裡都分析過，但具體如何從不接受到接受，其間的心路歷程大概只有當事人才知曉得最為清楚。作為一個有點多愁善感的女性（這可能也是我生病的部分原因吧），我要想從這樣的心理困境中走出來，可能比別人更為困難。所幸，我現在已經勇敢地走出來了。能夠獲得這樣的痊癒我認為要歸功於兩點：一是我的自我救贖，二是親人的關愛。

先說說我自己吧！

無數的心靈雞湯告訴我，這個世界上沒有真正的感同身受。我認可這一點，我認為親人的撫慰對我們而言是重要的，但解鈴還須繫鈴人，只有自己真正想通了、接納了，所有的一切才會變得雲淡風輕。所以治療期間，我一直在不斷地調適自己的心理。我知道大病一場一定會打碎我的生活，改變我的人生，但我試圖讓患病這件事積極地影響我，而不是消極地制約我。為此，我動腦拚命思考，下定決心要讓自己鮮活地繼續行走在人生的道路上，而不是形容枯槁、苟活於世。

首先，接納自己的情緒。我本就是個心思細膩、多愁善感的女人，在前半生幸福的生活中也會時常因為一些事情流淚哭泣，我為何非要在這種痛苦的治療期間勉強自己一定要勇敢，一定不能流淚？將情緒壓抑在心底，還不如讓它肆無忌憚地宣洩出來。所以實在忍不住時，我告訴自己：哭就哭吧，不要有任何的心理負擔，不要擔心負面情緒會像惡魔一樣吞噬了自己，讓自己像孩子一樣，哭過以後讓所有的不開心隨風而逝。

接納負面情緒只是生病初期的權宜之計，一味地沉迷於這種情緒中不可自拔對身體的康復是不利的。我深知這一點，所以為了盡快地從這種負面情緒中走出來，治療期間做的很重要的一件事就是收集文章。對那時心理乾涸的我來說，這些積極的、正面的文章都是清清綠水，灌溉了我的心田，滋潤了我的心靈。

具體說來，從兒子給我的第一篇文章開始，我便著手將自己透過各種管道收集到的一些極具啟發意義的文章全部列印出來，整合在一起，沒事時，我就拿出來看看。記住，這些文章並不都是和生病相關的，因為你看的內容如果都集中在如何戰勝疾病上，那視野會顯得太過狹窄。你的視野越寬廣，你就會感覺面前的路越寬廣。

不僅是文章，病友裡一些積極的事例，我甚至都會截圖

下來儲存著，狀態好的時候我還會寫雜感。寫雜感的目的在於將那種積極、正面的力量保留下來，讓它對我的啟發和教育意義變得更清晰。曾經有那麼一刻，我還想在 App 上把那些東西分享出來讓大家借鑑，但後來放棄了這個想法，最主要是擔心我的有些雜感過於主觀。不過總體來說，治療期間自己的讀讀寫寫既能幫自己找點事做，又能讓自己放寬胸懷，是件一舉兩得的事。

對於人而言，血緣真的是一個很美好的存在，尤其是在你生病的時候，這種感受會更加刻骨銘心。在我身邊的人中，我第一個想說的便是我兒子，他那時小學四年級，雖然知道媽媽生病，但還不是很清楚具體情況，依舊天真爛漫，懷著一顆可愛的童心。

大家都知道，化療期間，最讓女性患者難過的應該是掉髮了。雖然我的頭髮本身髮量就不多，但總比光頭要可愛呀，何況我當時還留了一頭長髮。本來掉髮期間我一直都是滿腹的心酸、難過，但就是因為兒子，我的生活中迸發出了很多燦爛的火花。

第一件事，我在網路上訂購了一頂假髮，假髮到的那天，兒子放學回家，看到假髮覺得很好玩，拿起來就往自己頭上戴，擺各種造型。那時的我，頭髮還沒有剃掉，等過幾天老公幫我剃掉頭髮打算戴假髮時，發現裡面那個假髮網罩

不見了，原來是被兒子試戴時弄丟了。於是，我只能委託店家又重新寄過來。

第二件事，光頭之後，我盡量避免讓孩子看到我那個樣子。可有天洗完澡後，我帽子都忘了戴就直接出了浴室，當時兒子說了句：「咦，媽媽你怎麼沒戴帽子呢？」我才恍然大悟，趕快戴上帽子。其實不論自己怎麼樣，在孩子心中，媽媽都是最美、最棒的，感謝孩子帶給我的溫暖。

除此之外，在我化療期間，兒子還做了一件事，他帶給我內心的感動，讓我永遠都無法忘懷。那是有個晚上，不知什麼事情觸動了我脆弱的心絃，我在臥室陽臺上忍不住偷偷地哭起來。兒子本想進臥室來看我，聽到我在陽臺上的哭聲後，他沒有說話，悄悄退出了房間，一會兒又折返回來，手裡拿著一本書。他翻到其中的某一頁，然後遞給我，輕聲說：「媽媽，你好好看一下這篇文章吧。」說完就出去了。那是林清玄的一篇文章——〈快樂的力量〉。我一字一句地仔細閱讀，心中湧出深深的感動與無窮的力量。謝謝我的孩子，在媽媽生病的時候，你給予我的陪伴，帶給我的歡笑，是給我最好的禮物。都說女子為母則剛，我願意為了你，好好地活下去。

那一個學期，因為化療，我很少管兒子的學習，都是他爸爸在關心，可是那一學期兒子非常懂事，在學校像變了個

人似的，成績也進步得很快。等到我治療結束，回歸正常的家庭生活時，兒子的學習狀態反倒不如以前了，在學校的那股調皮勁又回來了。我跟老師交流的時候，老師都說奇怪，難道是爸爸管得更好？只有我心裡明白，因為我的痊癒，孩子放心了，不再憂愁了，又能高興起來了。所以孩子的心思其實是敏感而細膩的，即便我們從來沒有跟他詳細說過我的事情，但是他心裡或多或少是明白的。今年上半年，我還特意就此問過他，兒子就說了句：「我看到爸爸都哭了，就知道一定是很嚴重了。」這就是孩子，簡單、純真而又充滿著睿智。

　　說完兒子，還想說說我的爸爸媽媽，都是快 70 歲的老人了，在自己的女兒遇到這樣的事情時，一直都表現得很堅強，是我身後最堅定的支持。我現在一直都記得確診當天媽媽對我說過的話。媽媽說：「我幾十年的風雨都過來了，我不相信這個事情能夠打倒我們，沒事的，女兒。」那一刻，我感覺心裡踏踏實實的，突然覺得即將遭遇的並不是那麼可怕。化療期間，爸爸因為留在老家照顧即將面臨大考的外孫女，所以就由媽媽一直在我家陪伴著我。冬天很冷，可媽媽每天凌晨 4 點就起來給我熬大骨湯，為我熬提升白血球的中藥，把紅棗打磨成汁；既要照顧我，還要照顧我們全家人的飲食起居。媽媽真的是非常辛苦，可是為了女兒，從不言

累，只要我好好的，她就開心。這就是母親，一位平凡卻偉大的母親。

最後，說說我的老公，是這個男人，一直陪伴在我身旁，陪我面對眼前的風風雨雨。如果說孩子和父母都是在我身後支撐我的堅定力量，那麼老公，應該就是一直與我肩並肩陪我打怪的戰友了。有時候想想，真的覺得這就是生命中最美好的事：兩個毫無血緣關係的人，義無反顧地走到一起，成為彼此生命中最為親密的那個人；而我們的孩子，成為更加緊密連繫彼此的紐帶。所以，即便生活中依然還有煩惱，依然充滿未知，但心是堅定的，愛是執著的，努力地往前走，不留遺憾！

康復

作為雌激素和孕酮受體陽性的患者，手術和放化療結束之後，我便開始了至少長達 5 年的荷爾蒙治療，但這種治療副作用不大，並不會影響我的正常生活，所以，我的康復期生活也算正式拉開了帷幕。

康復期我面臨的第一大問題便是減重問題。治療期間我的體重長了足足 15 公斤，這 15 公斤的肉對於個子不到一百六的我來說那是一種多大的摧殘啊！我本身就是一個比

較注重外在形象的人，每每看看自己，再看看那嚴重偏小的一大櫃衣服，我真感覺有點欲哭無淚。此外，對我們這種疾病類型的患者來說，維持正常體重對保證良好的預後非常重要，所以我下定決心要減重。可是，想要減重，我卻不知該如何著手，因為我面對的是經受放化療摧殘的身體，節食、針灸或拔罐，所有對別人可能有效的減重方法我都不敢輕易嘗試。別無他法，索性不管它，我開始執行我總結出的一套健康的生活方式。

在這套健康生活方式中，第一重要的就是體能訓練了。從 2017 年 5 月，我便開始每天跟著爸爸快走。父親快 70 歲了，堅持快走已經 5 年有餘。爸爸做事一向有恆心、有毅力，一年 365 天，幾乎天天健走，從不間斷。剛開始的時候，我走路氣喘吁吁，每次都是遠遠地落在爸爸後面，但鍛鍊至今一年半，我現在健走加慢跑，早已經能跑在爸爸前面了。運動帶給我身體的變化是顯而易見的，而運動帶給我精神上的愉悅更是其他任何事不能比擬的：當你感受到身體越來越強壯的時候，你的內心一定會充滿喜悅，你對未來一定會更加有信心；此外，從堅持快走我第一次知道，原來我也可以成為一個有恆心、有毅力的人，這可真的是完全顛覆了我過往對自己的認知啊！

其次是飲食。飲食中我開始以雜糧為主食，紫米、燕

麥、小薏仁、糙米、小米和玉米等各種雜糧混雜在一起，變成了我每天餐桌上的必備品。然後，大量的各式水煮蔬菜，僅以一點亞麻仁油和食鹽拌之，也成了每頓必定享用的「佳餚」之一。紅肉類食品我幾乎已經完全不吃了，主要以吃家禽和魚肉為主。此外，兩餐之間我都會吃至少 3 種以上的水果，零食幾乎完全不碰。我到現在都能回憶起這樣的場景：我把幾種水果削片放到盤子裡，然後拿著叉子，坐在臥室的飄窗邊，曬著暖暖的太陽，一片一片地慢慢品味著香甜的水果，幸福感油然而生。真的，如果經歷過那段任何美味的東西都難以下嚥的日子，你會感覺現在的生活能時時刻刻讓你觸碰到幸福。

就在這樣日復一日的生活中，我的體重慢慢就下來了，大概 5 個月的時間，我已經把後來多的 15 公斤減下去了，同時我的精神狀態也越來越好。此外，困擾我多年的嚴重便祕也好了，每天排便一次，這可真是我的意外收穫。要知道，我以前便祕時，四五天排便一次是常事啊！這種生活也讓我更加深刻地明白了一個道理：你如何對待自己的身體，身體便如何回報你！

最後，我想說說家庭關係。家庭的和諧對身體的康復至關重要，因為它會帶給你好心情，儘管康復期的家庭生活中依然會有煩擾，還會有風風雨雨、雞飛狗跳的時候，但整體

來說，因為這場疾病，我們每個人都比以前更懂得克制了，都更加知曉如何去愛一個人。愛人與被愛，不正是生活中最美好的事情嗎？因為愛，我們更加勇敢，更加寬容，更加無懼！

寫在最後的話

在許多類似故事的結尾，常常會有感謝疾病之類的話，因為疾病讓我們放緩了腳步，懂得感恩，更加了解生命的意義。可是，與許多年輕的病友一樣，我打心裡不願意感謝疾病、感恩苦難，不管它教會了我多少道理，讓我變成了多勇敢、多自律的人。我只是在生活逼得自己無處可逃的時候，懷著兵來將擋、水來土掩的態度，勇敢面對、奮勇抗爭而已。我相信，那些打不倒我的，終將會使我變得更強大，我的未來依然無限可期！

附記：生病那年，小女兒還小，因為自己身體狀況不佳，治療期間暫時沒有帶在身邊。所以在記錄自己的生病歷程時，沒有提及小女兒。但是治療一結束，便恢復了和她一個屋簷下生活的日子。想單獨對我的寶貝說聲謝謝，謝謝她的乖巧與懂事，謝謝她帶給我的溫暖與喜悅，謝謝人生之路有她相伴！媽媽永遠愛你！

（本文作者：忻悅媽媽）

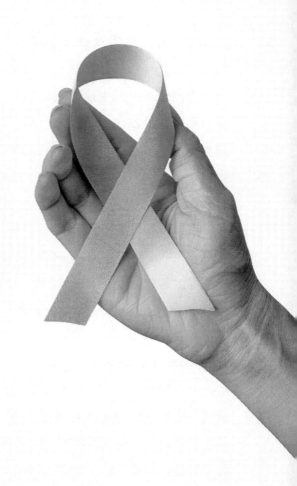

你好，腫瘤

我一直以為癌症是個離我很遠的詞，直到我媽媽和它「打上交道」。

媽媽一直是個生活很規律的人，飲食清淡，生活習慣健康，不吸菸不喝酒。我從來沒想過她會生什麼大病，更別說是乳癌了。依稀記得有一次我和媽媽去按摩，按摩的小姐說媽媽乳房有腫塊，我不以為意。那時候我常常聽媽媽說自己是乳腺增生，經常自己買些疏通乳腺之類的藥物吃，去菜市場買菜也會問問別人有什麼法子，然後自己熬些中藥喝。乳腺增生，聽起來多麼普遍的小毛病，我沒想太多，也沒留意，覺得對於女人來說這再正常不過了。直到 2018 年 9 月的一個晚上，我接到了爸爸的一通電話。

爸爸在電話裡說，他今天陪媽媽去醫院做了 CT 檢查（computed tomography，即電腦斷層），醫生說媽媽可能得了乳癌，建議盡快住院，媽媽反應很激烈，不願意配合，爸爸讓我多勸勸。我整個人都呆了，媽媽的 CT 檢查報告：右乳高度懷疑乳癌 BI-RADS[003]5 級。我對媽媽說去醫院看看吧，必須接受正規的治療。媽媽不同意，堅持說不就是身體裡長了個不好的東西，她自己調理調理，吃著吃著就會散了，還說鄉下很多人去醫院然後沒過多久命都沒了，醫院是個「吃人」的地方，甚至質問我是不是想「害死她」。我很無奈，

---

[003]　BI-RADS：乳房 X 光臨床攝影學診斷術語，分 0～6 級，0 級為正常，6 級為
　　　　病理確診惡性腫瘤，級別越大，惡性程度越高，5 級表示高度懷疑惡性腫瘤。

想起了小我 5 歲尚在讀大學的弟弟，媽媽最聽弟弟的話了，讓弟弟回家一起勸勸她。

剛得知這件事的時候我整個人都呆住了，不敢相信也不願意相信，拚命搜 BI-RADS 5 級的含義，盼望著媽媽是那機率極小的良性，盼望著一切不過是虛驚一場。第二天我看到爸爸在群組裡分享了一個不知名的中醫診所，他說是聽朋友介紹的，可以去看看中醫調理一下再說。我當即不同意，堅持要去正規醫院接受專業治療。幸好我和弟弟的勸說有用，我們陪著媽媽去了大醫院。

第二天的情況並沒有更好，外科醫生看了媽媽的情況後很生氣，質問她為什麼明明在醫療資源這麼好的城市卻要耽誤到現在才來。他說腫瘤太大了，沒辦法手術，必須要先化療把腫瘤縮小，才有手術的可能。而化療內科的主治醫生看診後，也質問了同樣的問題。我才知道，原來媽媽乳頭內陷，皮膚都潰爛了，傷口還在流血，因為一直不怎麼痛所以她沒有在意。後來我回憶，那時候媽媽說手痠痛，抬不起手，可能也是因為淋巴結有轉移了，腫瘤壓迫了神經。

內科醫生制定了檢查方案，便於清楚了解病情。那一週我們都在做檢查、等待檢查的結果，CT、MRI、穿刺、彩色超音波、骨骼掃描……媽媽常常在醫院一待就是一天，她情緒很差、很低落。醫院人很多，等待很折磨人，她非常討厭醫院。

　　大部分的檢查報告都出來了，有肺結節可疑轉移和多發性骨轉移。萬幸的是病理報告中 ER 和 PR 都是陽性高表達98％。ER 和 PR 高陽性比較適合進行荷爾蒙治療，數值越高腫瘤對荷爾蒙治療越敏感。了解了這些資訊後我本來是抱著很樂觀的心態來醫院的，可是醫生跟我說情況並不樂觀，因為有其他地方轉移，已經不適合手術了，如果 HER2[004] 是陰性，則會比陽性少一種標靶治療的手段，治療效果一般，平均生存期在1～5年。我微笑，假裝很堅強，並且告訴醫生，不要把轉移的情況告訴我爸媽。我控制情緒跟爸媽說情況不錯，是壞情況中的好結果，很常規的類型，很多人都治癒了。為了為後續化療做準備，我選擇幫媽媽安裝人工血管。我人生第一次簽患者知情同意書：同意。那天爸爸和弟弟陪媽媽做人工血管安裝手術，而我在回公司的路上，眼淚一直流。醫生說危險的話生存期就只有一年，我不信，媽媽現在其他情況都好好的，怎麼會只有一年的時間了呢？我不停地查資料，了解 HER2 陰性和陽性的區別。期盼著媽媽 HER2 檢查是陽性，適合做標靶治療，讓媽媽再陪我久一點。

　　晚上我在醫院陪著媽媽。她真的很害怕，害怕醫院，害怕痛。她是那麼愛笑的一個人，現在滿臉愁苦。她問我可不可以不手術，那種神情像極了小時候我問她可不可以買

---

[004]　HER2：人類表皮生長因子受體-2，乳癌基因之一。HER2 基因是臨床治療
　　　　監測的預後指標，也是腫瘤標靶治療藥物選擇的一個重要靶點。

玩具。我說：「好，只要你乖乖熬過這幾次化療，情況好轉我們就不做手術了，回家好好調理，不讓它惡化。」她點點頭，叫我不要騙她。是啊，其實都沒手術的機會了。

病理結果出來了，HER2 陰性，我很失落，腦海裡都是醫生所說的快則 1 年、慢則 5 年的結果。

從接受噩耗到期待情況沒那麼糟糕再到接受噩耗，心情起起落落。我們來到這個世上為什麼要經歷這麼多苦難和悲傷呢？我知道這一天總會來，可媽媽還年輕，還沒看到我結婚生子，這一切的一切都來得太快了。聽了很多別人抗癌的故事，有奇蹟，有逢凶化吉，常常也渴望這會發生在我們身上。可是並沒有。一切一切，拖得太晚了。我很想責怪，責怪媽媽諱疾忌醫耽誤治療，又責怪自己沒有好好地關心媽媽。

護士幫媽媽清理人工血管手術的傷口並換藥。媽媽說好痛，她可不可以做一個逃兵。我說：「媽媽呀，生孩子十級的痛你都承受過了，這點算什麼呢？」她說生孩子不同，就痛一瞬間，過後是很幸福的。我問她：「那治療可以活 20 年，不治療只能活 1 年喔，你選哪個？」她說選 1 年。我堅定地搖搖頭：「不行，你還要幫我帶孩子，不許隨便放棄。」

醫生找我談治療方案：二陽一陰，luminal B1 型乳癌，TX 治療方案 —— 歐洲紫杉醇＋卡培他濱（截瘤達），姑息

化治療。醫生說這就是目前最適合的方案了。治療的目的就是延長生命，提高生活品質。簽完治療同意書，我覺得鬆了一口氣：累了，就這樣吧，都結束了，看媽媽的造化。但對媽媽來說，她的治療才剛剛開始，化療的痛苦是我們無法想像的。因為第二天才開始化療，所以她今晚可以回家住。媽媽開心地收拾東西回家了，健步如飛。一切如她所願，不用住院，不用做手術。聽到不用做手術她真的很開心，她說相信自己可以控制病情的。那就這樣吧，媽媽，我也相信你。

學會和腫瘤相處

2018 年 9 月 27 日是媽媽開始化療的第一天，從上午 9 點半到下午 4 點，一直在輸液。我也沒閒著，就在旁邊一直陪媽媽說說話，安慰她。因為要注射防止病人骨折的藥物卓骨祂（Zoledronic acid），所以爸爸隱約知道媽媽的癌症有骨轉移。但我告訴爸爸，這些都是很正常、很普遍的，還是很初期，我們要提早預防。而媽媽問起為什麼打補骨針，我則告訴她是補鈣的，預防而已。她就相信了，覺得那是好東西。化療的第一天並沒有什麼感覺，只是身體有點累，媽媽回家睡了一覺，晚上胃口很好。因為做完化療身體會變差，所以我們全家都特別注意媽媽的身體，不能吃有激素的肉，

少吃紅肉，吃魚要吃帶鱗的，吃水果要削皮，不能吃葡萄柚，多補充維生素。

剛開始化療其實身體還沒有出現太多變化，媽媽還是正常的生活，早起做早餐，如果累了就休息。我們則開始變得小心翼翼起來，呵護媽媽的情緒，關注她的喜怒哀樂，盡量滿足她的小需求。爸爸負責在家照顧媽媽的起居飲食，他真的變了很多，大男子主義的他，幾乎從不做飯、做家務，可是媽媽罹癌後，他開始學燉湯、做菜。一個男人的責任心和愛意，此刻再也掩藏不住了。我和弟弟則負責照顧全家的心情，幫助爸爸分擔家事。我們相信，只要齊心協力，保持樂觀的心態，一定能感染媽媽的情緒，讓她勇敢對抗病魔。

隨著化療藥物慢慢生效，媽媽開始變得虛弱，抵抗力開始下降，很容易感覺到累。因為服用截瘤達，骨髓抑制嚴重，所以不能打長效升白針，只能每隔幾天就去醫院查一次白血球，如果白血球低，就要打短效升白針提高白血球計數。媽媽很配合治療和飲食安排，每天早上都吃五紅湯，晚上就喝豬骨燉花膠湯補身體，提高免疫力。

媽媽對於味道很敏感，動不動就說想吐，連炒菜的味道都聞不得，還常常說吃不下。不過幸好，媽媽還是高喊著「為了生存」拚命把食物往下嚥。但漸漸地，媽媽的食欲開始下降，脾氣開始暴躁，有時候會埋怨為什麼安裝人工血

管，為什麼要弄個傷口出來（因為考慮到右乳可能要手術，所以人工血管安裝在了左邊）。記得有一次，爸爸為媽媽特意做了一道菜，結果媽媽說不想吃，想喝粥，爸爸二話沒說就去煮粥了。有時候爸爸燉了好久的湯，媽媽卻發脾氣一口也沒喝。可怕的是，這一切只是剛剛開始。我和弟弟就只能私下安慰爸爸。我說：「爸爸呀，你受委屈了。」爸爸說：「再讓我受委屈 50 年，我也甘願。」後來媽媽回房間睡，大聲叫著爸爸，我問媽媽怎麼了，她說想爸爸進去幫她揉揉手。我說我來，媽媽非要爸爸來做。唉，子女一場，也許在媽媽心中我們依舊是孩子，在我們面前她想盡量堅強。可是在爸爸面前不一樣，她可以發脾氣、可以撒嬌，丈夫是她心中最強大又最親近、最可依賴的人吧。不得不感嘆伴侶關係的偉大。我總覺得父母那一代的愛情太內斂了，往往藏在瑣事裡、藏在孩子中，可是當聽到爸爸那句 50 年後，我覺得這就是愛吧，只要你在，只要你陪我，我就知足了。成年人的愛情，可能不再是**轟轟**烈烈的心動或享受被愛的索取了，還包含那隱藏在冰山一角的愛意下深如大海的責任。以前我總覺得要找一個很愛很愛的人，這樣才甘願洗手做羹湯、相夫教子。我也總看不懂那些老奶奶或者老爺爺推著輪椅上的老伴一起散步的心情。現在我慢慢懂了，有時候當下的愛有多深刻真的很難衡量，但也許陪伴才是最長情的告白。

雖說媽媽整體來說感覺都還可以，就是有些乏力，胃口變差，但她意志卻始終不堅定，覺得化療很辛苦，寧願去相信那些所謂醫治了很多疑難雜症的「中醫」，覺得喝中藥慢慢調理也行。那段時間我常常蒐集各種資訊，查詢經過科學治療而痊癒的案例給媽媽，增強她對科學治療的信心，同時也跟舅舅溝通，讓他多鼓勵媽媽，多向她灌輸科學治療的必要性，讓鄉下的親戚不要動不動就提鄉下的神醫了。我告訴媽媽：「諾貝爾獎獲獎者的研究就是跟癌症有關的，其實全世界都在陪你打這場戰役。你也要有信心好嗎？不要做逃兵。」

　有些人化療了好幾次才開始掉頭髮，可是我媽媽在第一次化療後就開始掉頭髮了，化療了 3 次後頭髮基本上就掉光了。媽媽是個很愛惜頭髮的人，從我記事起她就只留長頭髮，喜歡去理髮店洗頭做個美美的造型，可想而知掉髮這件事讓她多麼難以接受。於是我常常安慰媽媽，畢竟掉頭髮是化療裡最不辛苦、最不痛的副作用了，病好以後長出來的頭髮會更黑更濃密。媽媽剛開始掉頭髮的時候，每天醒來就會看見很多頭髮留在枕頭上，後來一梳頭就大把大把地掉。不過幸好，媽媽還是接受了戴假髮。媽媽常常問我，有沒有更好的藥能夠不掉頭髮。我只好跟媽媽說，戴假髮可以想要什麼髮型就有什麼髮型，想要什麼顏色就有什麼顏色，長的、短的、捲的隨心換。

是的，一切都只是剛剛開始。如果現實太殘忍，那不如暢想一下美好的明天，暢想幾年後我們一家人的樣子，全家一起開心聚餐的景象。我牽著老公，媽媽抱著我的孩子，我們一起回憶幾年前全家人齊心協力對抗癌症的場景。我們笑媽媽總是發脾氣，爸爸假裝當年受了很多委屈，一家人開開心心的。而現在，爸爸的快樂來源於媽媽多吃了幾口飯，我的快樂來源於爸爸的快樂和媽媽的快樂。希望全家人齊齊整整、開開心心，順利渡過這次難關吧。

這不是一個人的戰鬥

人們常常談癌色變，因為聽到太多癌症奪去生命的悲慘故事。我們打心裡懼怕這個人類尚未攻克的難題。要接受罹癌這件事是需要時間的，而癌症的治療過程也相當痛苦，這不是患者一個人的戰鬥，這其實是整個家庭的戰鬥。患者常常會恐慌，會意志不堅，作為家人的我們必須要多陪伴她，多鼓勵她，告訴她要相信自己，要相信一切都會好起來。可是事實上，要接受自己最親的親人患上癌症，又談何容易。

剛開始的那段時間我常常上網搜各種關於癌症的資訊，看各種網路文章，除了查詢一些乳癌相關的文獻，也會搜諸如：乳癌晚期最長活多少年這類不切實際的問題。在各種病

友分享或者論壇裡，我不停地問，不停地看，渴望獲得一些有用的樂觀的資訊，也渴望從別人的故事裡獲得一些慰藉。癌症很可怕，在於它的變化莫測、因人而異，但也恰恰如此，讓我常常幻想，會不會在媽媽身上的癌細胞就沒這麼凶殘呢？最近看了一個故事，一個年輕的乳癌晚期媽媽，她說她只有一個奢望，就是陪自己的孩子到 18 歲。多麼平凡的希望，可卻是她的奢望。每當我忍不住埋怨老天的不公時，我就會想想眾生皆苦，比我更難過的人比比皆是，我又為什麼要自怨自艾呢。我 25 歲了，媽媽陪伴了我 25 年，作為家庭主婦的她一直都在我們身邊，盡心盡力，細緻貼心。也許媽媽能教我們的東西不多，可是她卻給了我們很多的愛，這就足夠了。我也常常鼓勵自己，鼓勵家人，也許上天安排我們家經歷這苦難，是希望讓我們家做一個表率，讓我們打贏這場戰役，告訴更多的人：癌症沒有想像中可怕！

　　當然，除了經常自我寬慰、自我打氣外，我也認識了一些新的朋友，相互取經、相互取暖。在媽媽做穿刺那天，我認識了一個和我年紀相仿的女孩，她可能是上天派來陪伴我的小天使吧。她很樂觀、積極，即使她媽媽的情況也不好，但她相信科學，相信人類的偉大。我們互相加了好友，分享疾病的資訊，也分享心情。每當看到與癌症相關的新聞和資訊，我們就會相互分享，共同了解，也會分享一些生活中聽

到的積極例子，為彼此注入正能量。後來在媽媽化療期間，我加入了醫院的乳癌病友互助團體，也認識了一些和媽媽同病相憐的朋友。看她們吃什麼、身體有什麼狀況，然後跟媽媽分享，或者幫媽媽打強心針，告訴她這類情況很多人都會發生，不用擔心。乳癌群裡的病友們都很親切，有的年紀很大，有的還很年輕。大多時候大家是分享病情和食譜，也有些人會相約一起聚餐、旅遊，彼此做伴。分享兩個在互助團體裡看到的勵志故事：一個乳癌患者平安生活了 14 年了；還有一個乳癌患者 19 年前切除病灶，6 年前出現腦轉移和骨轉移，可現在依然平安活著。真的很謝謝這些故事，希望媽媽也能成為鼓勵別人的勵志例子，也希望媽媽化療的副作用少一些，別太辛苦。

從那時起，每度過一天都讓我心懷感恩，感恩一天又平安地過去了。感恩活著的每一天。感恩上天雖然讓我經歷了這個苦難，卻也帶來了很多善良的人陪我渡過這次劫難。有人可傾訴，有人來陪伴，有人來鼓勵，有人來相助。感恩！

最痛苦的時期

如果要我回憶媽媽罹癌最痛苦、困難的時期，那一定是最初的那段時間。那是一個從無到有的心理建設過程，在一

次次檢查中確診然後失望，在一次次期盼中灰心，那種發現死神越來越近而你無能為力的感覺，讓人感覺到恐慌甚至生無可戀。而當一切都漸漸有了定論，按照醫生的安排去做的時候反而內心開始踏實起來，雖然不知道治療結果如何，但總比什麼都不做來得安心。

其次的痛苦時期便是前 3 次化療的時候，剛開始化療，大家其實還沒摸索出媽媽身體的規律，還會因為白血球沒達到標準值而慌張，經常跑醫院查血常規打升白針，又很擔心升白針對身體不好。剛開始我也特意跑去買提高免疫力的速愈素，但可能因人而異吧，我媽媽很討厭那種味道，後來不喝，基本是堅持食療，吃五紅粥喝補湯，但白血球還是上不去，平均一個療程要打兩次短效升白針，每次要連續打兩天。不過漸漸地，我們發現了一些規律，媽媽基本上就是化療後的第七天左右要打一次升白針，然後在準備下一次化療的前一週去打一次。而媽媽也對自己的身體有了更深的了解，她發現如果自己很容易累的話，應該就是白血球計數不合格了，於是我們也根據這些規律去複查血常規，避免經常查血常規讓媽媽不舒服。回想起來其實也還是很幸運的，媽媽還是挺爭氣的，一直以來其他指標都相對正常，有時候肝功能異常，吃些護肝藥指標也會降下去，化療一直都比較順利。

　　媽媽的前 3 次化療是聯合化療，即歐洲紫杉醇＋卡培他濱（截瘤達）。隨著截瘤達毒素的累積，媽媽在完成第三次化療後出現了四級的手足症候群（Hand-foot syndrome，又稱為「肢端紅腫症」）。當時的情況其實挺嚴重的，媽媽出現了全身脫皮換指甲的狀況，到醫院看醫生的時候臉上也發紅脫皮。當時醫生說出現這種情況應該馬上停藥，但我們沒這些意識，還是把那個療程的藥吃完了。醫生說截瘤達手足症候群的情況還是很常見的，有些人甚至會指甲脫落起水泡，但很少會出現我媽媽這種連臉上也脫皮的情況。後來在醫生的評估下媽媽停用了截瘤達，改為單方藥歐洲紫杉醇治療。

　　那次的方案調整讓我有點擔心，因為在聯合療法的情況下，第一次 CT 複查腫瘤縮小了 1/3，情況非常樂觀，我很擔心停藥以後治療效果不好。我會追著醫生發問，問單方藥治療的情況如何，但醫生說是因人而異。他跟我說，不要太躁進了，現階段治療的本質目標是延長壽命讓患者舒服，提高生活品質。是啊，我太著急、太急功近利了，忘了治療目的了，如果腫瘤雖然縮小了，但是媽媽很痛苦、很虛弱，那不是得不償失嗎？既然這是醫生的決定，我們就應該配合治療。讓人高興的是停了截瘤達後媽媽化療的副作用小了很多，身體沒有那麼虛弱了，而且因為停了截瘤達，骨髓抑制的情況也沒有那麼嚴重了，因此媽媽可以打長效升白針了，

這樣就不用每週複查血常規。單藥治療的效果也還算不錯，雖然腫瘤縮小的速度沒有聯合治療快，但也在慢慢縮小；畢竟腫瘤越小，縮小的效果越不明顯。既然有效果並且媽媽沒那麼痛苦，那就當是慢性病一樣，控制它，和它共存吧。

2019 年春節，我們全家人一起去旅行，那時候媽媽基本上已經適應了化療反應，雖然容易疲勞，但還是很有精神。戴上假髮的她和我們一起去海洋園區看鯨魚、企鵝，誰能看出她生病了呢？希望新的一年時間過得慢一點，生活過得穩一點，一家人平平安安、幸福快樂。

那些打不倒你的，終將使你更強大

2019 年 3 月，就在媽媽準備完成最後一次化療的時候，爸爸因為急性心衰竭進急診，血壓飆升至 240 mmHg（毫米汞柱）。那一晚我和弟弟通宵守在急診室照顧爸爸，中途爸爸因為血壓無法降下去突然呼吸困難，情況變得很嚴重。看著搶救中的爸爸，我的腿一直發抖，內心不停祈禱這一定不是最後一面，爸爸不會離開我們的。上天真的太愛和我們家開玩笑了，安排這麼多苦難。我簽了人生第一份病危通知書，那種手抖著簽名的感覺我至今難忘。那段時間爸爸太累了，在幾乎傾注了全部心力去照顧媽媽的同時也承受經濟的

壓力，本來想戒菸的他突然抽得更多了，總是半夜 3 點多還不睡，身體每況愈下，現在因為要使用呼吸器住進了加護病房。我很無助，一邊是突然生病的爸爸，一邊是需要照顧的媽媽。我對媽媽說：「媽媽你要加油哦！現在我們要多多照顧爸爸了！」媽媽說：「你不用照顧我，我可以自己照顧自己的。」堅強如她，為了吃得健康，她又開始了買菜做飯的日子，幫爸爸燉湯、送飯，來醫院與爸爸作伴聊天。

就這樣，我們一家又團結一致渡過了一個劫難。現在回想起來，也許時機剛好，媽媽比較穩定了，我剛好離職，新舊工作交接期間在休假，所以那段時間能夠更好地照顧爸爸媽媽。

眨眼一年就過去了，媽媽熬過了 8 個化療療程，也已經吃了幾個月的內分泌機轉藥物（諾雷德＋安美達錠）。我們的心情慢慢放鬆下來，習慣了每個月去醫院開藥、打補骨針和回診做 CT 檢查的模式。平平淡淡才是真，平凡、簡單是種幸福，確實如此。

荷爾蒙治療的副作用相對化療的小很多，整個人的感受會好很多，沒這麼虛弱。不過媽媽的身體還是有些其他反應，例如不知道為什麼只有半邊臉流汗（後來發現是結節壓迫神經所致）；常常感覺到膝蓋很累或彎不下腰。這些莫名的狀況會讓我很擔心是否發生了轉移，每次在網路上搜尋相

關資料資訊都會讓我心驚膽顫，每次的 CT 複查就像是一次考試，檢視檢查結果的心情堪比大考放榜查分數般緊張。

　　媽媽的心態平和了很多，腫瘤的縮小、傷口的癒合都逐漸帶給她信心，即使偶爾有人從鄉下帶了些草藥給她喝，她也不再迷信鄉下的神醫並隨意地煮來喝了。由於不清楚那些草藥是否會影響藥效，媽媽都沒有喝過中藥。她會看很多食療藥膳的書，選擇吃些對自己身體好的食物，吃些五穀雜糧，確保營養均衡，也會自己去散步，做做運動，泡泡腳，保持身心愉悅。

　　治療真是讓身心、經濟都備受折磨的過程。等待的時間總比看診、治療的時間長得多，有一次我陪媽媽從上午 10 點等到下午 1 點半才看完醫生、開好藥、打好肚皮針，別說媽媽了，我也很累。在醫院總能看到人生百態，生病的小孩、年輕人和老人，總會有些讓你看了心疼的人出現。記得之前看過一個小孩子，光頭坐著輪椅，他爸爸像是上班族，可能家境一般。小孩子在鬧脾氣，他爸爸說：「我買巧克力給你好不好？」小孩子撒嬌說不要，他爸爸說：「真的不要嗎？這個很好吃喔！」於是小孩子點點頭，接過巧克力抱在懷裡後害羞又甜甜地笑了。生活真的不容易，因為癌症會讓一個家庭陷入無助之境。可是生活的苦總是能被一點點甜治癒一下，於是人們又能再撐一下。有時候看別人獲得快樂這麼簡

單，再想想自己，就忍不住想問自己是不是太貪心了，可這世界過得比我幸福、幸運的人又有那麼多。

那天來醫院看到一個成年人陪父母看病，因為等了很久搞不太懂流程，父子吵了起來，成年人說了句：「陪你來這裡，聞到醫院的味道我都想吐。」唉，父母可能會心酸，也會內疚吧！誰也不想讓孩子承受這些，而且患者本身也是很難過的。自從媽媽生病以後，我就沒再和她吵過架了，多一點諒解吧，每一個在一起的時刻都值得感恩。

在醫院會看到很多讓人心酸的瞬間：打完針被糖果治癒的小孩；因為國語不流利導致和年輕護士交流困難，不知道如何獲得幫助的一對老夫妻；說孩子忙、老公忙，說學校老師不可靠所以延遲退休，辛苦工作兩年乳癌又復發的校長；那些不懂怎麼用 App 查診間叫號情況，只能來回跑的老年患者。唉！如果這個世界能夠再完美一些就好了，讓人們不再受到癌症的折磨吧。

2019 年 7 月，媽媽吃了 3 個月內分泌藥後進行第一次 CT 複查，腫瘤的大小並沒有像化療時縮小的那麼明顯，甚至還出現增大一點的跡象，但整體評估還屬於比較穩定的狀況。我想應該是媽媽對於藥物的反應還不靈敏，藥物累積的量還不夠，於是寬慰自己不要過分擔心、過分焦慮，我們要學會放平心態去和腫瘤和平共處。如果生存期不止 10 年，那

這偶爾的小波瀾又何必介意？

　　然而，2019 年 10 月第二次的 CT 複查結果仍沒有帶來腫瘤縮小的消息，我們當即去諮詢醫生。目前來看腫瘤是在緩慢生長的過程中，這讓我們很擔心。初步評估後，教授建議我們使用乳癌 HER2 陰性類型最新的標靶藥物 CDK4 / 6（cyclin-dependent kinases，細胞週期素激酶），但治療的價格相當昂貴，自費每個月就要 10 幾萬元，並且由於是當時剛上市沒多久的進口藥，健保仍未給付。這樣一年累計下來的龐大花費，對於我們家來說是難以承受的，可緊接著主治醫生跟我們說，醫院目前有一個臨床試驗組在招募患者試藥，週期兩年，治療的費用是減免的，目前還有最後一個名額，問我們是否願意進組碰運氣。經過一番糾結、商量後，我們決定試一下。臨床試驗進組的選拔很嚴格，媽媽需要重新做一次全部的檢查，包括 PET[005]、骨骼掃描、CT、MRI 和各種血液化驗等，一切又像回到了一年前，一個輪迴，一個新的開始。

　　於是本來以為能吃藥控制病情平穩度日的我們，又迎接了新一輪考驗。新的變化帶來了新的希望，也讓我們陷入了對未知結果的恐懼。但因為有了第一次的經驗，這次我們平靜了很多。懷著希望的心，期待這一切是幸運的，期望這次

---

[005]　PET：positron emission computed tomography，正子電腦斷層造影。

治療會帶來好的結果。誰又能說奇蹟不會發生呢？生命是一場和時間賽跑的旅程，希望科學的發展能快些，讓越來越多的藥物被發明出來，讓癌症被徹底控制甚至治癒吧！

　　媽媽曾經是個很執著的人，對於一些小事也放在心上，很在意別人對她的看法。但經歷了這次重病之後，她整個人也開始變得樂觀起來，學會了釋懷，喜歡上了唱歌，喜歡逛網拍。以前省吃儉用買東西要想很久的她學會了為自己而活，愛吃就吃、愛買就買，讓自己開心！人生在世，除了生死都是小事，那些放不下、看不開的，都放過自己吧！人生真的有很多精彩的事，多展望美好的未來，學會把握當下，把不開心的忘記。一輩子很長，一輩子也很短，生命很頑強，生命也很脆弱，選擇如何活出人生的精彩，是我們可以掌握的。上天既然選擇讓我們經歷這樣的苦難，我想大概是因為我們有什麼過人之處吧，願我們都身體健康，願我們不會被輕易打倒，即便摔倒了，也能很快站起來繼續勇往直前，勇敢地走出自己人生絢麗的軌跡。感恩！

（本文作者：陳肉瑩要健康）

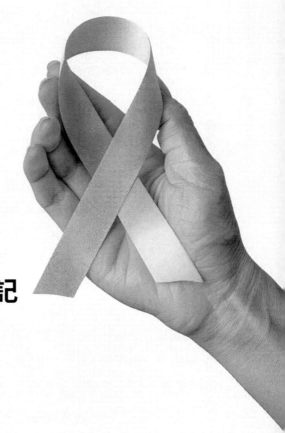

單親媽媽抗癌記

我是一位單親媽媽，也是一名曾經的乳癌患者。

目前我已經完成了治療，想與廣大病友分享一些在治療過程中的收穫和感悟，希望大家可以一起戰鬥。

鳳凰涅槃，浴火重生

治療結束已經滿半年，我的身體作業系統經過不斷更新改造、加強，目前執行穩定，甚至稍勝治療前一籌。具體表現在：

1. 體感

治療前雖然堅持健身減肥，但是由於熬夜、不注重營養均衡等，體能不算好。

結束治療後，作息基本控制正常，晚上 11 點前盡量睡著，早上 7 點準時起床。在網路上買了健康料理烹飪書，按照食譜，做一些簡單易行的菜餚。在健身房進行針對性鍛鍊，目前體感良好，經常會忘記生過病這件小事。

畫重點：最重要的是睡眠，每晚睡眠充足會保證有充沛的體能。我擁有好睡眠的前提，一是白天有一定的運動量，二是擁有良好的人際關係，三是工作上有成就感。假如你因為藥物原因導致睡眠品質不好，可以考慮向醫生求助，獲得專業的指導。另外，自從生病後，我開始捨得花錢去買一些

比較好的課程，可以花錢買到專家老師們花費心血研究出來的成果，走捷徑去提升自己，真的是很划算的事情。

2. 心理

經歷過對死亡的恐懼、對生存的渴望，心理承受能力強大了不少。與極致恐懼交鋒時，往往是兩個結果，一是戰勝它，變得更加強大；二是被它戰勝，身體也被戰勝。剛得病時看過一本書，寫的是某位醫生知道自己罹癌後很快去世了，死亡原因不是腫瘤，是心衰竭。

我能戰勝恐懼，得益於兩個條件。

一是因為身邊有一個心大的媽媽。舉兩個小例子：第一個，我正在待確診時，剛好老媽有同學提議自駕遊，老媽建議，外孫女先讓她兒媳婦（也就是我的弟媳婦）帶，她去旅遊回來，我的檢查結果剛好出來。第二個，在我手術做完當天，晚上負責看護的老媽睡著了，還打呼，我不得不忍著術後疼痛通宵看點滴進度。哈哈，雖然看起來我有點像是撿來的，但是樂觀的媽媽真的能減輕我的心理負擔，治療全程我只需要配合醫生做治療，無須再去擔心、安撫家人，現在治療結束了，老媽又開始支使我做這做那，我經常接收到的暗示就是自己現在已完全恢復，依然可以守護家人。

作為家屬，建議在照顧患者時，不需要說一定得做到感同身受，想去替患者受苦，而是先照顧好自己，樂觀一些，

接受事實,盡力而為就好。關於看護,推薦一部法國電影《逆轉人生》(*Intouchables*),其根據真實事件改編,「如果我始終能看到你的好,如果我還能讓你變得更好,為什麼要施予那些居高臨下的關愛與同情?不同情、不憐憫,我想這才是人性當中最高級的善良。」

二是我花了很多時間、精力去了解跟我的疾病相關的知識,知道自己的癌症分期目前有什麼化療、標靶藥物可用,了解一、二、三線的治療方式,清楚假如復發需要怎樣面對。有了一定功底之後,我的治療方案都是跟醫生溝通、討論之後決定的。人的一生,都是一個走向死亡的過程,不同的是到終點快一點還是慢一點。

3. 工作

目前我的工作到了一個新境界。結束化療後一週我就投入工作。生病前我並沒有多少進取心,認為做好本職工作、過好日子就足夠了;生病之後,反倒激發了鬥志,因為想讓自己更有社會價值,生命更有意義。我挑戰了服務單位中一個待開發領域,帶領團隊把這個領域從零建成一棟高樓,其他單位花兩三年時間完成的專案,我們在一年內已經做得有模有樣了,並且品質有保證。上司經常在各種場合對我讚賞不已,在工作上給予最大的支持。生病前,我還是一個從未跟上司對話過的基層員工。

4. 生活

　　生病給予我的最大禮物應該就是感恩生活了。經歷過生死較量才換來的生活，自然是倍加珍惜。放大每一個幸福的瞬間，與女兒的親子時光，與父母的吃飯、談心時光，與閨密的暢談時光；也更能寬容與自己三觀不同的人，不再那麼在乎別人的看法，痛痛快快生活。經歷過生死，目前的生活狀態變得比以往通透。

治療

　　病理：浸潤性乳腺導管癌（ER－，PR－，HER2＋＋＋；即雌激素接受體陰性，黃體素接受體陰性以及 HER2 基因過度表現）；

　　術前化療（新輔助）:TCH（歐洲紫杉醇＋卡鉑＋賀癌平）3 週配方；

　　手術方案：保乳手術；

　　手術後化療：賀癌平一年。

　　2018 年 4 月 23 日：確診乳癌。

　　2018 年 5 月 11 日：新輔助化療開始。

　　第一次化療，副作用是全身骨頭、肌肉還有腸胃劇烈疼痛，胃口迅速變差，無法吃油的東西，一週後逐漸緩解。採

取對策：最嚴重時保證能吃下食物，不管是否健康。開頭幾天吃鹹蘿蔔、醃薑配白粥，少吃多餐；保證每天一顆雞蛋、一杯牛奶。胃口好時多吃高蛋白易消化食物，比如海鮮粥。由於味覺減退，也有多次吃酸菜魚、麻辣燙的經歷。但是不管多難受，都保證每天散步半小時以上的鍛鍊，可以促使腸胃功能盡快恢復。

之後的化療還經歷了腸痙攣、血液常規檢查未達標等副作用，每次副作用都在醫生的指導下採取針對性的措施，比如腸痙攣嚴重時只吃腸內營養素，白血球計數不達標時打升白針干預。對策得當，按時完成了化療。

2018 年 7 月 8 日：保乳手術。

就診時，醫生診斷的分期是 II A 期，未有淋巴結轉移。在術前跟醫生溝通，手術時倘若前哨淋巴結陰性，符合條件就保乳。因此保乳是在醫生評估安全的情況下決定的。術後用負壓抽吸引流，大概一週以後就拆瓶了，傷口恢復良好。聽從醫生建議，術後第二天就下床緩慢走路，第三天開始下樓環繞醫院慢走。顛覆之前認為手術後要多臥床休息的認知，生命在於運動。

2018 年 10 月 7 日：結束第 7 次化療。

為什麼是 7 次呢？美國 NCCN[006] 指南乳癌 HER2 過度表

---

[006]　NCCN：National Comprehensive Cancer Network，美國國家癌症資訊網；其每年釋出的各種惡性腫瘤臨床實踐指南得到了全球臨床醫師的認可和遵循。

現，TCH 配方（即歐洲紫杉醇合併卡鉑及賀癌平的藥物治療方案）是 6 次，我所在醫院醫生平時使用的方案是 8 次，因為化療的副作用，我內心是渴望 6 次結束的，跟醫生協調多次，在第 7 次後結束了化療，算是一個任性的決定。這裡跟大家提醒，畢竟醫生更擅長治療，當你信任你的主治醫生，就堅定地跟隨他完成治療，這會為你的治療提供更好的幫助。

2018 年 11 月 20 日：開始放療，30 次，部位包括右胸及腋窩。

放療的副作用有胃口變差、頭暈、噁心，並且隨著次數的增加，皮膚由紅變黑。聽從醫生建議，每天洗澡時放療部位不沾水，睡前、起床後和放療後均塗抹類固醇藥膏（針對放療皮膚進行照護）。皮膚沒有潰爛，按時完成了放療。比起化療，放療副作用小很多，治療期間，我堅持每天上午上班，下午放療。

2019 年 4 月 24 日：結束 17 次賀癌平（Herceptin，即曲妥珠單抗藥物）。

賀癌平屬於大分子標靶藥物，我使用期間幾乎沒有副作用，醫生最擔心的心臟毒性也沒有發生，到治療結束心臟功能正常。我將之歸結於之前良好的身體底子。運動本身有降低罹癌的風險，即使不幸罹癌了，有健壯的體魄，能幫助你更好抵抗副作用，更快恢復，增加生存機率。

新輔助化療小常識

　　新輔助化療（Neoadjuvant therapy）是指對於未發現遠端轉移的患者，在實施計畫中的局部治療方法（如手術或放療）之前所做的全身系統性化療，目的是使腫瘤縮小、及早殺滅看不見的轉移細胞，以利於後續的手術、放療等。

　　並且，新輔助化療前、後的影像、病理檢查可以幫助醫生了解某些藥物對個體腫瘤的具體效用。

　　新輔助化療已廣泛應用於早期乳癌的治療。所以，如果你即將接受新輔助化療，不要擔心，這並不是任何代表你的病情較重的訊號。很多早期患者在新輔助化療之後，達到了病理完全緩解（pathologic complete response，PCR），意思就是在顯微鏡下，原本的病灶組織已經找不到任何的癌細胞了。

　　文中作者接受的 TCH 方案就是針對早期 HER2 陽性的乳癌典型的新輔助化療方案的一種。更確切地說，當下國外應用更多的是 TCHP 方案，此方案多了一種藥物 P，P 是指 Pertuzumab（賀疾妥）。賀疾妥是與賀癌平類似的針對HER2 的標靶藥物。臨床試驗證明，賀疾妥與賀癌平聯合化療，相比於賀癌平聯合化療，可以明顯提高病理完全緩解率（PCR 率）、延長生存期。

感悟

1. 戰勝敵人最重要的武器是深刻認識、了解敵人

同理，這也是戰勝恐懼的辦法。

生病前我對癌症相關知識一無所知，直到 2018 年 4 月 23 日，這一天把我的人生分成兩半，這一天超音波結果告訴我右乳有一個 3 公分的占位（即腫瘤學中所說的腫瘤），占位是什麼東西？當醫生的大哥一聽檢查結果馬上讓我到大醫院就診。

醫生透過超音波結果告知我高度懷疑惡性後，我開始了住院及一系列檢查。

得過重疾的病友會知道等待檢查結果的那種恐懼與絕望。在我有限的認知裡，癌症＝絕症，確診前還天天跑步健身減肥的我，明明壯得像頭牛，感覺好的不能再好，怎麼就得癌症了？孩子還待我撫養，父母之恩還未報，世界那麼大，我還沒有好好看一看。

一下子離死亡那麼近，讓人猝不及防。

又想著連買樂透都從未中過的我，會不會運氣都在此刻積攢，給我一個良性的驚喜。每天白天都有檢查，病理穿刺、超音波、X 光、CT、MRI、全身骨頭 ECT[007]。有些上半輩子從未接觸過的檢查，一週內全做了。

---

[007]　ECT：emission computed tomography，正子電腦斷層掃描器。

　　夜晚輾轉難眠，想得最多的是父母和孩子，尤其是孩子，還不到兩歲，若沒了母親，她怎麼辦？我甚至遺囑都想好了。難過、絕望卻不敢表現出來，也不敢哭，因為是老媽陪在身邊，我必須堅強。

　　思緒混亂了兩三天之後，我開始自救。我要清楚了解自己「對手」的底細，知己知彼，才能戰無不勝。跟病友們提醒，目前網際網路上各種資訊繁多，包羅萬象、魚龍混雜，甚至有很多不可靠的治療方式有可能還會被優先推薦，大家一定要擦亮眼睛，辨明真偽，去學習一些真正的科學知識。

　　我很幸運，我看到的第一本關於癌症的科普書是李治中的《癌症・真相：醫生也在讀》，它是我當時用關鍵字「癌」搜尋電子書時排名第一的書籍，看見那麼多觸動人心的評論，馬上下單買來讀。讀完後，失眠了幾天的我終於可以睡著了。

　　我知道，第一，我不會馬上死去；第二，目前世界上的科學家們正在努力把癌症變為慢性病；第三，目前有很多主流、前端療法的效果很不錯；第四，乳癌是預後相對較好的癌症。

　　讀完第一本後，如飢似渴，我又抓緊時間馬上拜讀李治中的《癌症・新知：科學終結恐慌》，比起第一本書，這本書讓我更加系統性、全面認識了癌症，從「菜鳥」變成略懂疾病，知道了「美國抗癌登月計畫」（Cancer Moonshot），知道了目前癌症謠言的前因後果，知道了如何預防癌症及治

療領域裡的各種方法等等。更重要的是，它終結了我的恐慌，讓我更理性地去看待自己的疾病。書裡面的內容既科學又簡單易懂。之後空餘時間裡，我閱讀了大量癌症方面的書籍，比如李開復的《我修的死亡學分》。看著前輩們鬥志昂揚地與癌症抗爭，我有什麼理由悲觀、頹廢？

另外，我也關注了關於腫瘤的一些粉絲專頁和社團，透過網友的分享，大概知道了自己的敵人是什麼樣子。

2018 年 5 月 4 日免疫組織化學結果出來，是個壞消息，HER2+++，不好的分型，在乳癌患者裡占 20% 左右，較為凶險，預後不好。慶幸的是發現算早，分期為 Ⅱ 期 A，有標靶藥 —— 賀癌平（曲妥珠單抗）。因為了解，知道這個結果時我的絕望已經轉化為鬥志，並做好了打一場硬仗的準備，盡可能戰勝它，爭取陪女兒長大，陪父母終老。

HER2 分型小常識

文中作者提到，HER2 陽性是不好的分型。

客觀來說，的確如此。HER2 陽性或者強陽性的乳癌一般惡性程度更高、癌細胞增殖更快，病理分級更高（容易低分化），更容易在早期就出現侵襲周圍淋巴結，預後不佳。

但是，重要的是隨著針對 HER2 的各種新型藥物的出現，局面可以說被扭轉了。HER2 型患者的預後已經被顯著提高，也有望繼續提高。所以，未來可期，不必擔心。

在確定治療方案時，我跟我的主治醫生探討過，由於我的腫瘤當時已經浸潤到接近乳暈，如果馬上手術無法保乳，可以做全切或者重建，也可以考慮新輔助化療，再嘗試保乳。老爸希望我盡快手術、全切，在他的認知裡，把腫瘤切得越乾淨就越安全。而透過這段時間的學習，我知道目前在西方先進國家保乳手術是乳癌治療的主流策略，很多三期甚至四期的患者都嘗試新輔助化療後保乳手術，在手術切緣乾淨的情況下，全切手術和保乳手術的預後是一樣的，保乳手術不僅可以減少對身體的影響，更重要的是讓患者感覺到身體變化不大，有更充足的信心去面對未來。

當時，醫生對我說：「全切，是一個相對簡單的手術，工作滿兩年的外科醫生都可以做。但是，我們外科醫生努力學習各種技術、提高技能，不僅僅是安全，更希望在安全的情況下，能讓患者術後有更高的生活品質及更好的心理狀態。」

我選擇了新輔助化療，並且在三療後進行了保乳手術，手術很成功，術後兩個月乳房變化不大，疤痕不明顯，患側手臂功能也已經恢復到術前水準，可以正常抱我的孩子，可以打羽毛球、乒乓球。

在此感謝主治醫生精湛的技術，也感謝自己做了一個在可選擇範圍內最好的決定。

這不僅僅關係到保乳還是全切，實質上展現的是遵循患者的意願。

經常有病友說，患者自己非常想保乳，但是家人不肯，千般阻撓，一堆親戚都來出謀劃策說某某保乳了，沒過多久又復發了。最後病友妥協了，但是心裡非常後悔、難過。

　　從科學角度來說，大量臨床資料顯示，對於不攜帶致病基因的患者，全切或保乳手術＋放療，對於患者預後沒有統計意義上的區別。

　　從人性上來說，請各位家屬尊重患者的意願。無論你們是我的什麼人，我自己的身體，最終是我說了算。

2. 適當示弱，放下不必要的自尊，學會接受他人的幫助

　　生病前，我是個非常好強的人，不愉快的事情都是藏在心裡，只呈現樂觀、自信的一面，在剛剛生病時，根本不願意讓朋友、同事知悉。

　　確診以後，幾個好朋友們特意找我聊天，表示希望我放下戒備，去接受別人的關心和幫助，這樣既有利於自己身體的恢復，朋友們也因為能幫上我而開心，這是雙贏。我接受了這個觀念，對之後的治療起了巨大的效用。我接受了好朋友日常的幫助，在治療過程中沒有操心費用問題，專注於病症的治療；我接受了上司的關心、幫助，因而有幸得到他的醫生朋友在治療方面的幫助，帶我諮詢乳腺、影像導引放療和化療方面的專家，為我確定最佳的治療方案，還在治療後隨訪；我接受公司的幫助，化療期間，得以休病假積極養

病，而同事們默默地接替我的工作，毫無怨言；我接受家人的幫助，讓家人幫忙照顧女兒和我的日常生活，讓我更好地調節營養、睡眠和鍛鍊。

在此特別要感謝看護珊珊，你就好像我的親妹妹，每一次住院都陪在我身邊，從日到夜。你在病房裡對我的照顧獲得了我每一個同房病友的讚許，且不說尋常吃飯、盥洗以及與醫護人員連繫等方面，甚至照顧我術後不方便的事情，感謝你把我照顧得這麼好，讓我順利完成一次次的住院治療。

4. 結束治療後的康復

康復期的照護包括身體和心理上的。

身體上的康復在網路上有很多資訊，基本上都是要根據自己身體的狀態調整飲食、鍛鍊和睡眠，要更加自律，去好好保養經受過治療的身體。

我身體的康復治療是這樣進行的。由於放療的副作用，右手臂會經常發麻，而且難以抬高，在前 3 個月裡，我用打乒乓球這種方式來針對性的訓練肌肉，事實證明效果非常好，右手臂功能基本恢復正常，抱孩子及日常提重物都不受影響，球技也大大提高，還參加比賽取得了好名次。堅持每天鍛鍊半小時，睡眠及體力慢慢恢復了，化療藥物對身體的影響越來越小，如果不是要回診，我甚至會忘記自己生過病。

建議在康復期的病友根據自身狀況制定科學化、規律的飲食和健身計畫。

心理上的康復，相對而言更加重要。

一是要從心裡消去羞恥感。得了重疾，但是透過治療達到臨床意義上的治癒，就跟感冒一樣，治癒了就恢復正常了。我很坦然地跟一些同事談起治療，當有些人苦口婆心勸我這不能吃那不能吃時，我一笑而過，我現在是正常人了呀，不需要特別的禁忌。

二是如果身體允許，盡快恢復正常的工作、生活。首先工作是我們收入的來源，對於家境不太好的病友來說，尤為重要；其次工作期間專注做事，可以減少閒暇時的胡思亂想，也能提升社會價值感、自我認同感；三是工作能讓我們擴大交際圈，接收更多資訊。

5. 單親媽媽

單親媽媽，是一家人的鹹蛋超人。家人的幸福，由我來守護。

生病前，我覺得自己無所不能，一個人獨立打怪，培養孩子茁壯成長。確診後，看見鄰床的病友倒在她愛人懷中痛哭流涕時，我也好想「願得一人心，白首永不離」啊。生病以來，我大概只哭過一次，朋友們見到我的狀態跟往常一樣，佩服我的堅強。但若有堅實的肩膀，我也想卸去盔甲，

躲在他的後面，管他風吹雨打、烈日驕陽。我不敢流露出一絲軟弱，就是怕自己真的在身體上或者精神上垮了，我未成年的孩子會孤苦無依。

在最無助時，無數次鼓起勇氣後撥通他的號碼，然而在響鈴一聲後就趕緊掛掉，而他也頗有默契地沒有回撥。不打擾，是最大的祝福。

想起每一次化療前的鎖骨深靜脈置管，還有手術後的劇烈疼痛，還好都過去了。

作為單親媽媽，最害怕就是，假若未來有一天抵擋不過命運時，我未成年的孩子沒有可以託付之人。

如果可以，未來希望能夠有一個他出現在我身邊，與我共同面對生活的喜怒哀樂，一起品味生活的點點滴滴。我不會因為自己生過病就特別依賴你，也不會增加你經濟上的負擔，只希望我們是彼此欣賞的人，能夠為平淡的生活增加樂趣，不負一生韶華。

6. 寫給我的天使

我有兩個天使：大天使媽媽和小天使女兒。

小時候父親因為工作原因長期在外，基本上是母親養育我長大，因為我是單親媽媽，生病前也是她幫助我照顧幼小的女兒。在我生病的那段時間，一個 60 多歲的老婦人太同時負擔起一個患者和一個小孩，她是一個很獨立、很強大的媽

媽。現在我康復了，鼓勵她去做想做的事情，閒暇時光帶著她去探索世界，與老爸合力在我家隔壁買了房子，給予彼此更多的獨立空間。如今大天使學會網購，把家布置得溫馨可人；我實現了夢想，在母親家中吃飯，在自己家中生活。

小天使熙熙，是你讓我享受為人母的喜悅。因為生病期間疏忽了對你的照顧，你反倒成長得更獨立、善良和體貼。治療期間未滿兩歲的你會體諒媽媽身上的導管，在其他小朋友還只會在父母懷裡撒嬌哭鬧的時候，你卻學會了安撫媽媽：「媽媽，我幫你按摩吧。」「媽媽，我買一個超級棒棒糖給你。」「媽媽，我跟你講一個故事吧，從前，有一個小紅帽……」如今去了幼稚園，老師們都誇你古靈精怪，個子最小卻很會照顧其他小朋友，也是老師的好幫手。每天晚上的晚安吻、稚氣甜美的笑容，讓我下定決心一定要好好陪著你，看你長大、讀書、戀愛……。

我是不幸的，年紀輕輕得了癌症，但我又是何其幸運，得到如此多朋友、家長的幫助，暫時戰勝了敵人。

朋友們，我相信癌症即使沒有辦法痊癒，但隨著越來越多的新藥問世，讓越來越多人可以做到與癌共存，我們要做的就是努力堅持，再辛苦也好好堅持，給科學家們多點時間，堅持到勝利的那一天！一起加油戰鬥吧！

（本文作者：鐺鐺）

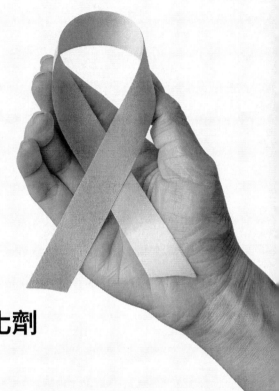

有效溝通是我
得以治癒的催化劑

　　我叫舒蘭，今年 68 歲。2019 年 9 月 23 日，是我接受改良性乳癌根除手術後五週年的紀念日。最好的慶祝，是為我的主刀醫生 A 主任寫了一封感謝信，感謝他的救命之恩，感謝他在我康復之路上的諸多指點。

　　在我治療期間，網路上流行的抗癌作品已經不少，影響較大的是李開復的《我修的死亡學分》和于娟的《此生未完成》，他們都是以個人經歷為藍本，感情充沛地寫了自己的抗癌歷程和深刻感悟。術後一年我複查良好，此時，我也萌生了要寫一篇文章的念頭。

　　寫什麼好呢？寫我的經歷？大多數患者都有類似的經歷，不寫也罷。寫我的感情跌宕？我怎比得過那些作家、教授？最後我想，透過我的經歷，寫點更務實的東西。我可以寫怎麼隨時搜集有用的資訊；遇到事情應該怎麼思考；思考之後應該怎麼辦；怎麼選擇適合自己的好醫生；怎麼與醫生進行有效的溝通；溝通中有哪些要點和技巧；怎麼協助醫生最有效率地為自己治療；康復中出現的問題應該怎麼辦；預防復發要注意些什麼……

　　幸虧我寫下了治療日記，日記成為我寫作的基礎。寫著寫著，我收不住筆了，不僅寫了治療過程，還寫了心路歷程；不僅寫了各種應對措施，還寫了不少相關的知識。寫好之後發到了病友群組，我和大家開始溝通交流。

什麼是溝通？交流是個訊息互換的過程，有意識層面的，也有物質方面的。溝通，則是透過交流，在人與人之間、人與群體之間透過思想與感情的傳遞和回饋，以求得思考上達成一致、感情上達到融通。

　　罹患了乳癌，無論在就醫治療中，還是在家庭生活中，我們都會接觸到相關人員。為了達到治癒的目的，就要和相關人員有效溝通。

　　我將以自己的經歷和體會，詳細解析「溝通」。

1. 溝通是採集有效資訊的重要管道

　　六年前我去做體檢，項目是乳房彩色超音波。左側乳房僅檢查了幾下，右側乳房醫生卻檢查了好久。我躺在那裡看著天花板，耳朵卻集中精力聽醫生說話。突然探頭壓在一個位置上不動了，我聽見醫生對助手說：「10 點鐘方向，高回音，1.8 乘 1.2，血液循環不好……」

　　我心裡緊張起來，看來乳房裡面是長了東西。什麼東西呢？乳腺增生？不對，不像是。記得去年那個彩超醫生就說過：「你的乳腺全萎縮了。」我不解地問：「我的胸部沒變小欸。」醫生說：「那裡面全是脂肪。」現在是怎麼回事？難道是脂肪裡面長了什麼？

沒容得我再想點什麼,就聽見醫生說:「好了,起來吧。」

有問題得抓緊問。我來不及細想就說出了口:「麻煩問您一下,高回音是什麼意思?血液循環不好,是好還是不好呢?」

「你的乳房裡有長東西。對這個東西來說,血液循環不好是個好事。建議你盡快去門診檢查。我只能告訴你這麼多。」醫生解釋說。

只能告訴我這麼多!言外之意就是還有更重要的資訊沒告訴我。我再問醫生:「我有承受能力,您還是告訴我實情吧,若是癌……」

「你盡快地去看門診吧,他們會根據具體情況給你一個明確的說法。」醫生答道。

於是,我明白自己必須盡快就醫。

2. 與醫生溝通時,想到什麼就要說出什麼

我去就醫。年輕的醫生詢問之後站起身來:「不好意思,要簡單觸診一下。」

開檢查單前還要先觸診?

醫生只摸了幾下,很快便找到了那個位置。我之所以確認他已找到,是他在那個位置又很仔細地多摸了一會兒。

醫生回到了診桌前，很認真地看著我：「您需要做一個手術，把這個腫塊切除掉。」

果然長了東西！我算是接受了這個建議：「門診做的話可以嗎？」

醫生肯定地回答：「不可以，要住院。」

我依稀記得，早年我的一個同事也是乳房裡面長了東西，門診手術就能做切除；又想起體檢醫生說的那個資料，不過是個花生米大小的東西。我就問：「這東西不大吧？為什麼不能在門診做切除？」

醫生並不回答我的問題，態度還是那麼肯定：「還是會建議住院手術。」

我想到什麼就說什麼：「我覺得我應該不需要住院。順便問您一下，住院要幾天？」

「可能三四天，也可能會長一些。」

一個小小的外科手術，真的有需要患者住院做嗎？我盤算了一下說：「可以明年春天再來嗎？我家裡有經濟上的困難。」

醫生緊盯著我，一點兒商量的餘地都沒有：「沒人陪你沒關係，這裡有護理師。看你的情況，還是應該盡快來住院比較好。」

我只得說實話：「我老伴有腦梗塞後遺症，自己不能獨立生活；我孩子正在懷孕。我……」

醫生看著我，目光清澈卻非常堅決：「你現在只需要照顧你自己，你得記住我這句話 —— 家人的事你讓他們自己去安排，你必須盡快來住院。」

我有點愣住了，更準確地說，我終於感覺到問題的嚴重性。我想問，又不知道該怎麼問；不問，心裡又惦記著。看來我是長了腫瘤，一想到腫瘤，我的心一下子又提到了嗓子眼。

我看著醫生，醫生卻拿過來了一張紙，自顧自地在寫著什麼，寫完之後他發問：「你的聯絡電話是多少？」我注意到一個細節，他不是記在紙上，而是存在自己的手機裡。儲存完畢，他還讓我再重複一遍。我奇怪地想：他存我的號碼幹什麼？

收起手機，醫生把紙條遞給我：「我是 A 醫生，這是我的手機號碼。你盡快地安排好家裡的事吧，安排好了馬上打電話給我，我幫你找床位。今天是週四，最晚下週一，到時候你不找我，我會再聯絡你。」

術後的組化報告顯示，我的腫瘤組織學分級是惡性程度最高的三級。乳癌的倍增期是 40 天，已經發生了淋巴結轉移，如果不及時手術，繼續擴大轉移範圍就是必然的事情。

我的坦誠換來了 A 醫生的執著，正是 A 醫生的這種執著，及時阻止了我的病情惡化。

3. 把對醫生的充分信任，在溝通時真實地表達出來

住院後，A 醫生來到病床前和我談話。

他要離開時，我突然說：「和您握一下手可以嗎？」

「可以。」A 醫生伸出了他的手。

A 醫生應該感覺到了我的手心裡全是冷汗。A 醫生的目光也非常敏銳，他看著我，我在做最後的抉擇，不是被動，是主動地迎接。

我深深地吸了一口氣：「A 醫生，剛才您說生命比什麼都重要，我從來就沒想過這個問題。既然這個手術會與生命相關，我就把後半輩子的生命都託付給您……」

A 醫生有點感動，他應該領會到了我對他的信任和希望：「你放心，我會認真地幫你做手術。」

我用全部精力調整了一下自己的情緒，現在的我已經鎮靜了許多。我一直凝視著 A 醫生的雙眼：「該怎麼做您就怎麼做，我不懂啊，我是想，如果多切一點能對我的將來更有好處，你就放心大膽地多切些，我能接受，我信任您。」

「我也信任你，相信你能平靜地接受手術，相信你術後一定能積極治療。」A 醫生說。

術後我得知，A 醫生不僅完全清掃了可能發生轉移的腋下淋巴結，還把已經發現被癌細胞浸潤的胸大肌也做了切除。後來，即使我因故無法完成規定的化療，也沒有發生復

發和轉移，這完全得益於 A 醫生精益求精地把這個手術做到
最好。

4. 與親人溝通，既要獲得支持和幫助，又要少給對方添麻煩

確診後，我先打電話給 70 歲的大姑：「大姐最近好嗎？
我又要麻煩你們了，真不好意思，我住院了。雖然我已經請
了個新看護，可對老柳（我丈夫）還是不放心，我希望，有
空的時候你們過來看看他。」

「你怎麼又病了？什麼病？」

「可能是乳癌。」

「你都告訴誰了？」

我不想給大姑添麻煩：「我女兒和我妹妹，我住院的事
都歸她們管。勞煩您關照一下老柳吧。我和老柳商量了，先
不告訴二姐和二弟。我的意思是，別驚動那麼多的人。」

「行了，這事你就別管了。」說完這話，大姑那邊先掛了
電話。

門鈴響了，老柳家的姐弟全來了。

小姑心直口快：「看看，上次來我就問你怎麼瘦了。還
好，你沒症狀應該是早期，盡快手術很重要。再說一遍，這

病一點都別耽誤。」

小叔一邊聽一邊翻冰箱：「看看你們家魚呀肉呀的有沒有缺什麼，之後我就隨時來送一點。」

我對小姑說：「我生病也不巧，怎麼就趕上我女兒懷孕呢？想了一下身邊最親的人，好像只有你算是青壯勞力，萬一老柳有事，就讓他先叫你？」

大姑趕快搶過話道：「我們家近，有事你先告訴我，我看需要誰再叫誰。」

我的婆婆說過「一個姐姐半個娘」。自婆婆走後，大姑就自動擔起了「娘」的責任，是她招呼著弟弟妹妹們，逢年過節要聚一下，誰家有事她都操心，除了親力親為還派任務給其他弟妹，包括兒子、女兒、姪子和外甥們，她也讓小輩們多聯繫，都是獨生子女，表兄弟就是親兄弟。有她真好，她讓這一家人還是一家子。

手術後，我妹妹照顧了我一夜，到了清晨，我徹底醒過來了。

女兒來了，還幫妹妹帶了早點：「阿姨，您辛苦了，本來這是我的工作……」妹妹一向豪爽：「我也沒女兒，將來我需要人的時候，再換你看顧我。」

「媽這一夜睡得好嗎？」女兒問我。

我徹底清醒了：「還好。你阿姨一夜沒闔眼。現在就你

們倆人在我身邊，我得向你們道歉。」進手術室沒哭，疼痛不哭，現在我卻落淚道：「我也沒想到會得這個病，你們倆和我的血緣最近，讓你們倆一下子就變成了乳癌高危險群，實在是對不起……」

女兒趕緊接話：「說什麼呢，現在媽媽得先想怎麼治病，不要胡思亂想。」

化療副作用太大，我出現了重度骨髓抑制，白血球下降很厲害，各項化驗指標都不合格。A醫生安排我輸營養液和微量元素，不料我卻出現了點滴過敏，陡然之間讓我來了一次瀕死體驗。多虧搶救及時，我算是活了過來，等著藥物在體內發揮作用。

呼吸已經開始恢復，身體卻仍然無法活動。但人活著，只要能喘氣，腦子就能想事情。

萬一我又出狀況怎麼辦？死前我還沒見到親人呢。

我把至親都想了一遍，結論是，此時叫誰，誰都不便。

不是墜機，也不是車禍，就這麼悄無聲息地突然死去，豈不太遺憾了？我還有話沒說呢，我必須垂死掙扎地說幾句。這麼一想，我自己就笑了，儘管我沒有表情、沒有聲音，但內心卻在笑。笑什麼，笑自己這個想法太愚蠢。「舒蘭，你現在是撐過來了，所以你才想多說說話，若是剛才沒人發現、沒人理睬、沒人求助、沒人施救，現在的你已經是

一具屍體。屍體還會想這些嗎？」

　　既然能想，就想想此時該做什麼事吧。第一，等著護士預告的身體變化逐漸發生；第二，我要告訴一下最親的人，讓他們知道，我在危難之時對他們充滿了信任和依賴。

　　為了免除嚇人的誤會，我決定先告訴外甥。外甥是開車來的，他送來了我的兩個小姑。

　　眼見她們都來了，我有點驚訝：「你們倆怎麼來了？」

　　大姑滿臉焦急：「這麼晚了才傳訊息，想說沒事你也不會亂發呀。到底發生了什麼事？我心裡多著急啊。」

　　大姑的情緒太緊張，我必須要安撫一下：「我點滴過敏，剛才打了緩解的針，現在開始發燒，一會兒我還會出汗呢。我就是怕沒人照顧我。你看，外甥就能辦的事，幹嘛你們勞兩位姐姐都過來？」

　　「我還不了解你？肯定沒你說的那麼輕鬆。」大姑說。

　　就這一句話，我的淚水就淌滿了臉。這是熟悉、理解，是她久知我心的下意識判斷，這就是親人！

　　「你們來看我也是徒增煩惱。我不是說過嘛，要緊的時候一定會叫您。您看，這還不算要緊呢，我一開始只叫了外甥來。」我邊哭邊說。

　　「你別騙我，剛才我問過護士，要不是急救了，你肯定有大麻煩。」大姑說。

我要兩個小姑趕快回家，她們卻想聽我再說點什麼。

「第一，」我說：「女兒就要臨盆了，生孩子的時候應該要有自己的媽媽在身邊。我看樣子是去不了。我妹妹現在也正住院。我請您們在關鍵時刻誰能去一下。姑媽也是媽，萬一發生了什麼情況，你們就當她是自己的親女兒，幫忙一下。」

「第二，我若死了，你們幫忙照顧一下老柳。女兒有了第二胎，自顧自都很勉強。你們倆在誰家附近租個房子，讓老柳住得離你們近一點。雖說有看護照顧老柳，還是託你們經常去看一看。等我女兒的孩子大一點，再讓她想辦法。」

「第三……」我還沒說完，小姑就打斷我：「是不是要告訴我你的銀行密碼呀？快，告訴我你有幾張卡。」

「你別打岔，聽我說。現在對老人還主張厚養薄葬呢，我那麼現代，後事從簡最合我意。你們現在對我的好，我會永遠記心裡，下輩子還和你們做姐妹。」我說。

小姑又想逗我：「你剛說的我們都沒聽見，還是告訴我密碼吧。」

「老柳的生日，六位數。銀行卡就在 ── 」我指了一下自己床下的行李箱，「我不想拖欠醫院費用，到時候拜託你幫我辦手續。」

術前、術後、瀕危後，這幾番溝通，濃濃的親情可見一斑。

5. 事前做好充分準備，提高溝通效率

停止化療都兩個月了，我的白血球計數還是偏低。我去掛了血液科的知名醫生看診。

我看病是有準備的。我知道名醫的病患數量大，通常分配給每個患者的時間平均不足 5 分鐘。若要在這麼短的時間內，讓醫生既能了解病情的癥結又能有根據地準確判斷，患者提供的資訊就要盡可能的準確、全面和精練。

我的手裡拿著一疊紙，這都是我要讓醫生知道的關鍵資訊。第一張，逐次寫著化療的時間、用藥名稱和劑量。第二張，是從第二次化療開始到前幾天的白血球計數曲線圖，在橫軸的日期上，不斷有細線標註出相應的治療情況，是打了升白針還是吃了鯊肝醇（Tabellae batiloli）。再一張，就是我要問的幾個問題。

我剛講完了第一頁，那位 40 多歲的女醫生就笑了：「您看病真仔細。來，讓我看看您的資料。」

我把那一疊紙都遞過去。醫生仔細地翻看著，尤其是後面那些化驗單，按時間順序排好的，每張空白的地方都有說明，例如「即刻打了升白針」、「A 醫生讓我再觀察」等。

都看完了，女醫生笑了：「病人如果都像您這樣，看病的效率可就高了。」

醫生把寫著問題的那頁紙放在了最上面：「我回答你這

105

些問題吧。第一，化療造成的骨髓抑制目前還無藥可根治。第二，你現在還不到 MDS（Myelodysplastic Syndrome）的程度，MDS 是骨髓造血不良症候群的英文縮寫。第三，就算是 MDS，那也得透過骨髓穿刺來確診，這對人體有傷害，現在你還不需要做。第四，你現在正在吃的西藥，還有各種劑型的中藥，可以繼續吃。第五，可能你目前只能維持現狀了。有的人多少年了都這樣，也還好好地活著呢。第六，也許你會恢復到正常狀態，這要看你自身體質的恢復程度和你造血系統的恢復程度。」

我聽得有點傻：「還有嗎？」

醫生也笑了：「這話應該我問您才對，還有什麼問題嗎？」

我的臉一下就紅了：「來之前我就只想到了這些，您是專業的，有什麼我沒想到的，請您提點指教。」

「您帶齊了資料，說清了現狀，可能的狀況也都想到了。我也都回答完了。鍛鍊、休息要適當，保持良好的情緒吧。」女醫生乾脆俐落地結束了看診。

事前整理報告和問題，這是一種非常實用的溝通技巧。

6. 溝通是醫患雙方的互相理解和互相支持

記得有次我無力起床，眼睛直視著 A 醫生：「醫生，您一定要救我。我不能死，至少我現在不能死，因為死的時間不合適。您想，在我女兒臨盆的時候，突然之間我死了，誰來幫我辦喪事啊？雖說我願意捐獻遺體，可萬一我某個親友跳出來質疑呢？那也是我難以預料的。一旦他們跟醫院有糾紛，或許有人因不知情而大吵大鬧，或許有人情緒失控鬧得沒完沒了。新聞媒體一找到機會，不拿醫療糾紛大作文章就不過癮。到那時，先不說我本人的良好遺願不得實現，我女兒也會被人誤解，她再怎麼真心實意地想去息事寧人，也沒有能力去力挽狂瀾……」說到這裡，我的情緒已難以控制，眼淚嘩啦啦地流下來：「您是我的主治醫生，是對我最好的人。我不能把我敬愛的醫生拖入泥潭，我不能人都死了，還給您添了大麻煩。」

這話雖是因病中情緒不穩才有的杞人憂天，但細想還是有點道理，甚至是預見明確、猜想充分、溫情四溢且充滿體諒。

醫生挨打、被告的事都見諸過報導，這麼多年 A 醫生也應該經歷了不少衝突，尤其是患者突然之間死了，家屬一鬧，主治醫生就倒楣了。

對於我個人來說，留遺囑捐獻遺體，是值得敬佩、傳

播、讚賞的好事，可我還想到更深一層的醫病關係。我不想給 A 醫生添麻煩。

A 醫生只說：「你就是想得太多了，沒事你就查網路，查了以後又不開心。這麼說吧，你查到的文章未必都是真科學，有些文字會誘導你往錯誤的方向想。請你相信我，我還在努力。你也要相信你自己，你有那個能力康復。我相信你，我們互信。怎麼治療是我的事，你就努力多吃點，努力保持好心情。」

我點頭答應，伸出了手，A 醫生也伸出了手。

他並不握我的手，他「啪」地拍了一下我的手。

擊掌盟誓！

「不怕，你一定會好起來！」

許多的問題我百思不解，我出院之後再開藥時，和 A 醫生聊了起來。

A 醫生說：「都知道手術講究技術和體力。在我看來，手術更重要的是良心。」

「良心？」我不解。

「對，就是良心！」A 醫生說。

A 醫生等到周圍沒了他人，才慢慢地對我開了口：「我不評論別人，我只說自己，說我幫你做的手術。我們先不說外觀，說裡面。」

我不語。確實，多數患者，多數外行人在評價手術狀況的時候，都是以外觀為標準。看，刀口真的很小；看，縫得多均勻、多平整。常人都會這樣推理：既然外觀都能做得這麼精美，皮膚裡面肯定更好。

　A醫生現在要說皮膚裡面，難道內有玄機？

　我集中注意力，想要聽清他說的每一句話。

　「按規定，病灶周圍5公分內的組織都要切除掉。我不僅幫你做了切除，還根據我的現場觀察和經驗累積，把你可能受到浸潤的其他組織也一點一點地都做了切除，包括切掉了受到浸潤的胸大肌。這，你看不見，可以說，除了在現場的那位助手，再沒一個人看見。可我做了，我不為別人能看見，我是遵守手術規定，我在貫徹手術準則，我在為你的預後著想。再說清掃腋下淋巴結，個體之間會有差異，但作為人體，淋巴結的分布應該相對均衡並有固定位置。按常規要求，至少要掃出20個以上，可我根據你的腫瘤浸潤狀態，必須盡可能多地為你清掃，於是，我幫你掃出了34個。最後說游離皮瓣，其實這是第一道程序，做皮肉分離，最佳的方案就是只留下皮膚，把皮下脂肪基本清除，你的手術就是這樣做的。所謂的根治手術，正是在於諸多細節的精準到位和各個部位的組成。我這麼去做，對我來說，不僅耗費了時間、增加了難度，而且更提高了手術風險。我這麼做了，對你來

說，就能最大限度地清理潛在病灶，就能更有效地防止復發和轉移。我所以要這麼做，就因為手術講究良心。」

這兩次交流，不僅是患者對醫生的充分理解，也是醫生對患者的坦誠交心。

7. 多與充滿正能量的朋友溝通，可以改變自己的思想和行為

我的朋友不少，但這次生病，我卻很決絕地不告訴朋友們。

當然，我也還是和其中幾個人有聯繫。這些朋友在這幾年來，給了我一般人難以給予的至誠幫助，雪中送炭般恰到好處的鼎力相助，助我度過了最難過的那幾道坎。

老周。他是我的一個好朋友，現在的工作也沒離開醫務界。

當初 A 醫生讓我盡快住院，我得聽聽老周怎麼說。電話裡老周告訴我：「我看你是沒搞懂問題的嚴重性。再說一遍，目前對乳癌的治療首選就是手術，不論中外都是這樣。既然讓你盡快住院，你就乖乖地聽醫生的吧。」我問：「看樣子，我是躲不開這一刀了？」老周說：「腔體外的腫塊好切除，早點做手術預後才會好。」他說的與 A 醫生說的很一

致！關鍵時刻關鍵的一句話，讓我下定決心做手術。

尹麗萍。十幾年前，尹麗萍被查出了舌癌。她說很想見見我，「大姐，我好不甘心，我想哭，我想找個人痛痛快快地哭一場，想來想去沒別人。您想啊，同事不行，有理解的，也會有看笑話的；家人不行，我會害他們有壓力；周圍的朋友，更不行，一是交情有深淺，二是朋友還有朋友的朋友，我不想讓太多的朋友都知道。想來想去，只有您是最佳人選，您能理解我，您不在我的生活圈。」

這一次，我和她聊了倆小時，一邊聊一邊笑，旁邊的病友都往這邊看，好像在欣賞我們倆說相聲。

看看時間有點晚，我說：「你該哭了！」說著就拿出一盒衛生紙。尹麗萍卻笑了：「我再也不想哭了。」我一臉歉意：「看看，我只顧著多說話，耽誤了你的『正經事』，馬上你就要做手術，手術之後可不能哭。」尹麗萍說：「我真的不想哭了。想哭，是我有些事情還沒想明白。和您一聊我就輕鬆多了，謝謝您。」

我和尹麗萍一直保持聯繫，我鼓勵她積極治療，她向我彙報健康狀態。不一定有時間互相看望，但我們的心是相通的。

「大姐，昨天你看電視了嗎？」「沒看，什麼節目啊？」「美國不是打了伊拉克麼，我上節目了，主持人介紹我是

『資深天氣預報專家』。」「好啊，你還得繼續努力著，20 年後你還得上電視講天氣。」「哈哈哈哈！一定一定。」

我住院後，尹麗萍來醫院探望我，我們談得很知心。我回味尹麗萍的話，大致歸於六大方面。

1. 不可能搞清楚的，就不要再去刨根問底，也許醫生也不明白；
2. 不能亂吃補品；
3. 有選擇地聽取來自各方面的各種建議；
4. 天天照鏡子，對著自己說我很好，我沒病；
5. 吃中藥；
6. 其他的，差不多就行了，不要再較真。最後她說，精神療癒靠自己，我們倆心靈相通，不必說。

我細細地品味她的話。

第一點，直接擊中了我的要害。我還在上班的時候有個好口碑 —— 求甚解，並也以此為驕傲。我還認為，職業習慣也會影響人的思考模式，她能以自己生活上的言談、行為做出證明。在我眼裡，尹麗萍應該也是這樣的人，因為她在工作上更細心，現在的她能悟出這個道理，並把道理變成價值觀，並且用這種觀念引領行動，可見這點有多重要，我記住了。

第二點，難度不大，保健品肯定不亂吃。

第三點，選擇。這個詞是關鍵，怎麼選擇呢？選擇的標準又是什麼呢？先記住這句話，遇到誰提出了建議先質疑，找不到合理答案就先不聽。

第四點，說是好做，其實很難。嗯，聽尹麗萍的，一會就去照鏡子。

第五點，吃中藥。可以。尹麗萍說，她每次吃藥之前都要說一句：「這藥對我有好處，吃了我就不復發。」嗯，這好像是畢馬龍效應（Pygmalion effect）吧？不管是什麼，只要對預期的效果充滿了希望，事情就會照著你期望的那樣發展。

第六點，是第一點的延伸，既然對疾病都不刨根問底了，其他的事不也就差不多即可嗎？以後對什麼事都放下吧，只要能好好地活著。

尹麗萍說得對，精神療癒要靠自己。別看我活到 60 歲，關鍵之處還是沒悟清。我非常感激尹麗萍，她的話讓我醍醐灌頂，她送來的就是起死回生的「靈芝草」。

文大姐。她是我的良師益友，可以這麼說，文大姐是看著我成長並變老的。注意，這裡的「看」字，是照看的意思，絕對不是一般意義的看。

我不到 20 歲就認識她，她當時是我的工廠主任。受她的

鼓舞，我在業餘時間多讀書；受她的提拔，我升上管理職；受她的引導，我在企業裡進入了管理層。現在她都 78 歲了，仍然健康有精神。

我本不想告訴她自己生病的事，畢竟自己比人家還小十多歲。但她還是從其他管道知道了，她打電話給我：「你在醫院還是在家？我過去看你。」

聽見她的聲音，我又是感動又是激動：「主任，請您別來探望我，我現在不想見任何人，但，我願意聽您說話……」

「好，我尊重你的意願，我們可以電話聊。」她說。多體諒人！

她告訴我：「沒事聽點輕音樂，讓自己的心情舒緩些。」好，照辦。即使住院，我也用手機播放音樂。隨著輕盈、舒緩的旋律，我的心境也變得輕鬆、開朗。

「沒事看點笑話吧，讓趣事占據你的腦子，你就不會瞎想了。」雖然有些笑話普普通通，但一天下來，總比胡思亂想好了許多。實驗幾天，效果不錯。

「天氣冷了，你有氣管炎的老毛病，千萬注意別感冒！」分開 30 多年了，她還記得我的老毛病！好溫暖，好貼心。我趕快答應她：「我會小心的。」

「白血球升上去沒有？」「沒有。醫院說化療造成的骨髓

抑制無藥可治。」「現在沒藥，之後也會有藥。你就全然不管它，也許自然就會好。有的病就像是調皮鬼，你越理它，它就越頑皮；你不再管它，它便自己逃走了。積極向上，健康生活，這才是你當前要做到的。」這話和醫生們說的是同一個意思，可話從文大姐的嘴裡說出來，我就感覺不一樣。我反思，看來是自己過分神經質，算了，不管它了，一切順其自然。果然後來得以恢復。

文大姐做的都是小事，我卻覺得尤其溫暖。一隻小船在海裡航行，隨時可能偏離航道或觸及險礁，每當遇到關鍵時刻，文大姐就像是天上下來的舵手，輕輕一點，就幫助我撥正方向。

與摯友心對心的溝通，讓我振奮精神，改變認知，調整情緒，堅定治癒的決心和信念。

8. 不經意的溝通也能激發潛力

住院時我正在病床上玩手機，一個人直接來到我面前：「不好意思，我想問問你的意見⋯⋯」來人是一位比我年紀更大的老婦人，她來討教能不能吃某種保健品。

我一笑：「大姐，如果您讓我說實話，我就建議您別吃。」

「是因為我已經手術了不用吃？還是化療期間不適合吃？」一聽就知道老婦人心裡有所期待。

我還是要對她說實話：「我是這麼認為的，國家每年都要對癌症治療投入許多的研究，就是為了讓患者們早點痊癒。如果這個東西真的有效，哪怕只是有一點輔助作用，國家也會投入人力物力進行研究，各大醫院也會選擇性地採用。我們舉例，比如西藥的青黴素，中藥的感冒沖劑，您見過誰在做廣告嗎？因為大家都知道它有療效，所以，健保有它，醫院有它，價格便宜又不用宣傳。」

老婦人沉默了一小會：「我也問過其他人，他們只是提醒我要找到證據去核實。你這一說我就聽懂了。但是，你怎麼想到的？」我有點詫異：「有什麼不妥的地方嗎？」老婦人的臉上第一次有了笑容：「沒有不妥。你一下就說到了重點。這幾天我看了，應該說是我想過了，整個病房裡的病友啊，就你才是最可信的，所以我才來問問你，你的回答很有說服力。」

接著，老婦人開啟了話匣子，都說了什麼我並沒留心，但有句話卻讓我印象深刻：「你心地好，為人誠實，你這人對別人很有用，老天爺會保佑你的。你一定能很快好起來。」

對別人有用！這是多高的評價啊。

這場大病，即使手術和化療，也沒能動搖我的信念。但是，幾天前的點滴過敏把我害慘了，至今對瀕死的經歷感到害怕。就那麼沒有預料、沒有準備地突然死去，豈不是太冤枉了？我回想自己的一生，不完美的地方實在太多，如果沒有機會去彌補，這可就是死不瞑目的終生遺憾。

　　危機過去後，我只願能好好活著。我為自己制定了最低目標，不成為別人的累贅，不讓別人為我操心。現在想想，這個目標還真是太低了點。怎樣才能提高些？哪怕一點也好啊。忽然之間我有了靈感！希望泛起，前途明亮，沉積在思想深處的潛力又露出光來。一個人的能力有大有小，各人所處的環境也不同，但有一點，只要目標明確，只要自己努力，還是可以成為那樣的人。

　　出於自尊心，老婦人不可能再次提起那件尷尬事，我當時出手相助，也沒想過要圖人家的感謝，不就是舉手之勞、何樂不為的一件小事嗎？但我的做法卻感動了老婦人，所以老婦人之後才跟我聊天。老婦人的來訪也感動了我，因為老婦人對我產生了信任。我感嘆，這可真是無心插柳柳成蔭啊，看來，等身體再好一些，還是要多做些插柳的事。

　　自我激勵就是有用，我感覺到冥冥之中自己多了一股正能量。這可不是形容，是有物理依據的。往常，我要躺上好久才能把被窩躺熱；現在，我覺得自己的全身都是暖暖的，

從頭到腳，連腳趾頭都覺得有股熱血在往那裡流。

老婦人說我什麼來著？她說我對別人有用。那，我就把活著的目標再提高一點，做一個對他人有用的人。有自信嗎？當然有。事實證明，我還是個有用的人。今後，只要活著，我就要努力，就要對別人有用。

我沉浸在了「你還有用」的誇讚中。

▌9. 若想溝通順暢，就要不斷學習

隨著身體逐漸康復，我有精神在網路上交朋友。

與病友們溝通的初衷，是想更多地了解相關知識以利康復。不能總問別人，自己也要發言，發言得有內容，內容要有知識為基礎，這就激發了我的學習熱情。

怎麼學？3個管道。

首先，請教病友。各位病友的病情不同，透過和她們的閒聊，會聽到一些不曾聽說的病情或者治療方法，把問題記下來，再拜師求教。例如炎性乳癌，這就是與病友交流後才聽說的。

其次，網路搜尋。想把不明白的問題搞清楚，捷徑就是查書。過去要想查書，麻煩大了，先得搞清楚自己的所求在哪一類，然後再去圖書館；然而書那麼厚，也不知道該從哪

裡開始查找。現在好了，網路就可以提供便捷的管道：從一個詞開始，順藤摸瓜，可以帶出一系列的相關知識，只要用心，就能獲得最新的知識。

最後，請教醫生。醫生沒那麼多的時間啟蒙我們，想要請教必須拋磚引玉，提前做好功課，醫生就能在已知的基礎上更深入地解決我們的疑惑。

10. 分享是溝通的進階版

完成基本治療後的患者最怕什麼？怕復發。我那幾百個病友裡，也不乏復發之人。怎麼才能預防復發？這是病友們最為關心的大問題。有了做一個「有用的人」的目標，我除了對提問的病友答疑解惑外，還把自己學來的、嘗試的、體驗的和總結的各種有益於防復發的知識和方法進行總結、歸納，然後分享給其他病友。把癌症變成慢性病、個人化的防復發方法、如何找到好醫生、養病要先養心、吃的方面該講究那些、如何天天都能睡好覺、簡單生活的幸福祕訣……種種狀況我都做了有理有據的詳細講解。

除此之外，我還會推薦醫生。有位病友，大醫院的名醫找藉口不幫她手術，她找到了我，我馬上聯繫 A 醫生。德藝雙馨的 A 醫生接受她並幫她做了手術，現在她已經平安地度

過了術後 3 年。還有個病友，初次手術化療後發現腋下出現了轉移灶，我也把她介紹到了 A 醫生那裡。A 醫生不僅為她清除了腋下病灶，連鎖骨下的淋巴結都幫她清掃乾淨了。如果沒有我和 A 醫生之間、病友和我之間的互相信任，這種分享是不可能的。

11. 溝通就是催化劑

溝通為我帶來了諸多益處，分享為我帶來了無限的快樂，我願意與大家多多溝通，也願意與大家共同努力，為提高乳癌的存活率盡一份力量。

幾年中我的所想所做，驗證了一個事實：有效的溝通，是我得以治癒的催化劑。

（本文作者：北京老婦人）

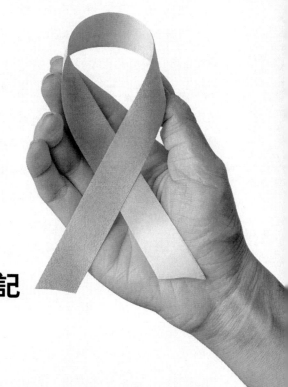

乳癌術後五年記

　　2019 年 7 月 8 日上午 11 點 20 分，我做完了乳癌術後 5 年大複查的最後一項檢查，因為是超音波，所以檢查結果當場就列印出來了。我趕緊掃了一眼：「……無明顯占位。」雖說全部檢查結果需要兩週後請腫瘤醫院的專家過目後才能做出最後定論，但我作為一名資深癌症患者，早已「久病成醫」。從各項檢查結果看，我成功度過了癌症術後最危險的前 5 年，為乳癌預後 5 年存活率增加了一個分子。

　　其實每半年一次的複查，我都是忐忑不安的，複查前半個月都睡得不好。每次做檢查時，我都渾身僵硬、手腳冰涼，最怕醫生停下來和旁邊的同事竊竊私語，這會讓我懷疑自己的身體又出了什麼問題。好在每次都是虛驚一場。

　　2019 年 7 月 29 日，我請我的主治醫生李醫生看複查結果，並諮詢後續治療方案。我是李醫生當天上午的第 8 個門診患者，他還是那麼和藹可親、英俊瀟灑。李醫生仔細詢問了我的情況，認真檢視每一項檢查結果，並調出 5 年前我手術後的免疫組化結果、手術紀錄、用藥紀錄和歷次複查結果等病歷資料進行分析和比對；我一直屏息靜氣，等待著醫生的結論。

　　「你的手術預後很好，可以停藥，今後每年複查一次即可。你還是按照之前的作息和飲食生活，注意保持運動和心情愉悅……」李醫生的話語猶如天籟之音，我知道我成功了！

2014 年 5 月初我第一次掛李醫生的號，整整 5 年，李醫生和他的團隊在我抗癌的路上傾心相伴，手術、化療、放療、每月一次開藥和每半年一次複查，一次次諮詢，一項項指標，從生活作息到飲食搭配，再到心情照護，正是因為他們，我才得以走到今天。

　　滿懷著感恩，我總結了自己 5 年的抗癌歷程，以饗讀者。

正確面對癌症，合理評估自己的狀況，選擇適合自己的醫生

　　我是參加公司一年一度的體檢時發現異常的，體檢醫院的醫生在電話中非常嚴肅地要求我盡快到大醫院做穿刺切片，因為我乳房 X 光攝影的結果很不好。

　　我結束通話電話後，就靠著陽臺的牆蹲了下來。我手腳冰涼，心「怦怦」亂跳，口發乾，腿發軟，挪不開步。我知道，醫生口中的不好多半是癌症的代名詞，但我不敢相信這個消息，我甚至開始懷疑體檢醫院的專業性和水準，我心存僥倖，認為我這麼年輕，平常胸部也沒有任何不適，應該不至於得癌症；我思路混亂，幾乎想從樓上跳下去……

　　但這些都是轉瞬即逝的想法，我正在上班，整個部門的工作還等著我去安排、協調，我的兒子才 12 歲，我的父母

都年過七旬且身體不好，我還有科學研究專案沒結案……於是，我穩定一下心緒，面色如常地回到辦公室。我強迫自己不去想剛才的電話，騙自己什麼都沒發生，繼續按照之前的計畫走下去，我甚至如約參加了在外縣市舉辦的畢業 20 周年同學會。

去參加同學會前，我不想就診，也不想治療。聚會回來後，同事孫老師關心地問我體檢結果（體檢時我們倆都做了乳房攝影），我第一次向別人談了這件事和我的想法。孫老師像姐姐一樣一直勸慰我，鼓勵我去看診，向我分析早點確認的好處，還建議我將病情告訴先生和兒子，尋求家人的支持：「向先生求助是應該的，也是必須的，畢竟你是他的妻子；兒子也不小了，有知情權，也應該承擔家裡的一些責任了。」

兒子的第一反應是嚎啕大哭，抱著我不鬆手；先生在一旁沉默不語，而我的眼淚在憋了十幾天後暢快地流了下來。

讓我沒想到的是兒子最先止住了眼淚，他說：「媽媽，你不會死的！你買給我科普書上有資料，乳癌最好治了，術後 5 年的存活率超過 90％；術後化療，5 年存活率可達 95％以上！」

我說：「我不想去看診，也不想治，太麻煩，太耽誤事，耽誤工作，耽誤你升學。」

「媽媽，我才剛六年級，你再怎麼也要看到我工作吧！不然，我這麼小就沒有媽媽，不是太可憐了嗎？」

兒子的這席話驚醒了我！我不能只想著自己，太自私了！我除了是我自己，我還是父母的女兒、兒子的媽媽，我還得幫父母養老送終，為兒子健康成長盡職盡責呢！

我開始查資料，決定在哪家醫院看、找哪個醫生看。

乳癌治療包含兩部分：手術和藥物治療。對於沒有擴散轉移的腫瘤，手術能否做乾淨是關鍵；對於已經擴散轉移的腫瘤，藥物治療是關鍵。根據我的乳房攝影結果，有99％的可能性腫瘤沒有擴散轉移，所以，我在選擇醫院和醫生時更關注手術的品質。

當時我找到的李醫生正值年富力強的年紀，有30多年臨床經驗，具備紮實的外科功底，手術技巧嫻熟。他有腫瘤學博士，還在美國進修了乳房疾患的相關技術和知識。李醫生就是我要的醫生！但李醫生的號很難掛，網路掛號更困難，我不得不早上6點多就到醫院排隊，幸運地掛到了李醫生的號！

我覺得這是個好兆頭，預示著我的治療會順利，這讓我信心倍增！5年來的親身經歷也證明我的決策是正確的：得了癌症並不可怕，可怕的是被癌症嚇得失去理智，病急亂投醫，既花了冤枉錢，又耽誤了病情，錯過了最佳治療時機。

勇敢地面對癌症，合理評估自己的狀況，選擇適合自己的醫生，就能讓「絕症」不絕！

利用自身優勢，積極參與並配合治療

我的工作是圖書館館員，資訊檢索是我的專業特長。從被確診為乳癌開始，我就開始利用豐富的國內外資料庫資源，查詢乳癌相關的學術資料，仔細閱讀中外醫學文獻，讓自己從乳癌知識為零，迅速成長為對乳癌有較深入的了解。碰到不懂的專業名詞，我就透過 Google 和維基百科答疑解惑。我主要從 MEDLINE 醫學資料庫、美國癌症研究協會（American Association for Cancer Research，AACR）雜誌資料庫和中國知網（China National Knowledge Infrastructure，CNKI）查閱學術期刊全文，關注乳癌的基礎知識和最前線的臨床進展。

有幾點我自己的體會總結出來與大家分享。

（1）乳癌不是女性專有的疾病。因為男人也有乳腺，所以男人也會得乳癌，只不過患病的機率不一樣，男女機率比大約為 1：100。又因為男人的乳腺更靠近內臟器官和肋骨，所以男性乳癌患者手術難度大很多，腫瘤組織很難透過手術切除乾淨。

（2）乳癌的家族遺傳特性很明顯。如果有血緣關係的親人中有患乳癌的，則家族中其他人乳癌患病風險增加。對於這樣的高危險族群，35 歲以後應該加強乳癌篩檢。我住院期間發現不少姐妹、母女先後被確診為乳癌，因此，如果有血緣關係的女性親人中有被確診為乳癌的，其他女性親屬一定要加強乳癌篩檢，爭取早發現、早治療，這樣康復的機率非常大。

（3）乳癌類型很多，不同類型的乳癌治療方案（手術和藥物治療）不同，所以腫瘤細胞的病理學檢查非常重要和必要。我個人的建議是不要怕痛，更不要怕花錢，一定要做腫瘤細胞的病理學檢查。若根據擴散程度，常見的乳癌有以下幾種類型：

①乳管原位癌（Ductal carcinoma in situ，DCIS）：又稱乳房原位癌。乳癌細胞還沒從乳腺導管發展到其它乳房組織，仍侷限在基底膜內，就稱為原位癌，屬於非浸潤性或浸潤前性乳癌（Non-Invasive Breast Cancer）。

②侵入性乳癌（Invasive Breast Cancer）：如浸潤性小葉癌（Infiltrating lobular carcinoma，ILC）、浸潤性腺管癌（Infiltrating ductal carcinoma，IDC）等。

③其他特殊類型：三陰性乳癌（Triple-negative breast cancer）、炎性乳癌（Inflammatory breast cancer，IBC）等。

（4）乳癌的治療包括手術、放療和藥物治療。

①手術包括乳腺和腋窩淋巴結兩部分。乳腺手術有保乳和全切兩種，根據臨床統計資料，只有20%左右的患者適合做保乳手術。腋窩淋巴結手術包括前哨淋巴結定位攝影和腋下淋巴結廓清術，經過前哨淋巴結攝影檢查沒有發現淋巴結轉移的患者可以免除腋下淋巴結廓清術，減少因腋下淋巴結清除造成的手臂水腫等終身的痛苦和創傷。我透過前哨淋巴結檢查發現100%沒轉移，所以不用進行腋下淋巴結廓清術，這是讓我非常振奮的消息，更堅定了我戰勝癌症的信心。

②放療包括全乳房放射線治療、低分次放射線治療（Hypofractionated radiation therapy）、加速分次部分乳房放療（Accelerated partial breast irradiation）以及術中放射線治療（Intraoperative Radiation Therapy，IORT）。原則上，所有接受保乳手術的患者、改良根治切除術後的T3和（或）N1以上患者均需接受放射治療。

③藥物治療包括化療、荷爾蒙治療、生物標靶治療和中藥輔助治療等。生物標靶治療目前很先進，但也不是人人都適合，需要根據腫瘤細胞的病理學檢查結果來定。化療也因人而異，劑量、化療週期以及化療所用藥物等都是一人一個方案。所以病友之間不要盲目比較，更不應該拿別人的治療

方案來質疑自己的主治醫生給出的治療方案，這既不尊重醫生，也為自己帶來不必要的心理壓力和負擔。我們要充分信任自己的主治醫生，配合醫生開展治療。

④每個患者的治療方案都不同。有的是先化療，等腫瘤縮小到一定尺寸再手術；有的只化療，不手術；也有的先手術再化療；有的只手術不用化療……總體說來，治療方案是手術和各種藥物治療的組合。一般來說，乳癌中、晚期的患者需要先化療，然後根據情況決定是否手術以及什麼時候手術。乳癌早期且沒有轉移的患者多數先手術，再根據免疫組化的結果決定是否放化療、放化療的劑量和具體用藥等。

⑤乳癌化療藥物主要有蒽環類（anthracycline）、紫杉醇（paclitaxel）和氟尿嘧啶類（Fluorouracil），比如環磷醯胺（Cyclophosphamide）、阿黴素（Doxorubicin）和歐洲紫杉醇（Docetaxel）。化療藥物對身體有很大副作用，臨床醫生會根據不同情況來選擇最適合的方案以及哪類藥物先用、哪類藥物後用，有一定順序。每次化療都配有護肝藥和止吐藥。這些藥都很貴，我個人的經驗是，護肝藥一定要服用，止吐藥可以根據自己的實際情況決定是否服用。如果不服用止吐藥，既可以節省不少費用（因為目前止吐藥多是進口的），也可以減少副作用。因為我整個化療過程都沒有嘔吐現象，也很少脫髮（化療前買的假髮都沒用上），所以我只在第一

個療程的化療前服用了止吐藥,之後的療程都沒讓醫生開止吐藥。

(5)無論如何,我們都不是專業人士,乳癌的具體治療方案還要聽主治醫生和專家的,因為他們才是專業人士。患者個人或者患者家屬提前了解乳癌相關知識,並不是要取代主治醫生或專家,而是為了更好地配合醫生的治療,與醫生能順暢地交流,這樣才能從醫生那兒得到更多、更完整的病情和治療資訊,讓自己的治療效果達到最好。

(6)化療期間的飲食和作息非常重要。因為化療會造成白血球計數嚴重下降,如果白血球計數太低,就需要注射升白針,非常累人。我整個化療期間都沒出現這種情況,主要是嚴格遵循了李醫生的建議:每天至少吃兩根香蕉,每天早上吃清蒸海參,每週吃 1 ~ 2 根燉牛尾。每晚最好 10 點之前入睡,用健步走作為每天鍛鍊身體的運動,也可以打太極或者練瑜伽,運動量不宜過大,微微發熱即可。

(7)我決定由李醫生治療後,將網路上搜索到的李醫生寫的 50 多篇醫學論文全部閱讀了一遍,並專門購買了李醫生談論乳癌相關問題及照護的專著,在住院等待手術的過程中,反覆閱讀,並做批注。每次李醫生查房和問診時,我都會就看書過程中的問題與李醫生交流,這樣無形中拉近了與李醫生的距離,也讓李醫生對我「另眼相待」,他不但精心

制定了治療方案，還針對我個人給出了日常情緒管理、飲食調整、運動鍛鍊方案和作息等全方位的配套措施。李醫生的「以人為本，在不影響治療效果的前提下，多考慮如何提高女性生活品質，追求完美生活」的治療理念也根植我心。

中醫和中藥在抗癌過程中的作用

中醫和中藥是古代科學的瑰寶，是中華民族幾千年智慧的結晶。從秦漢時期黃帝內經奠定中醫理論體系，到明清時期瘟病學的產生；從中醫典籍中煥發新生的青蒿素（artemisinin），到將傳統中藥的砷劑與西藥結合治療急性早幼粒細胞白血病（acute promyelocytic leukemia）……這些成就充分彰顯了中醫藥的科學價值，也證明古老的中醫藥與現代科技結合，就能產出很多創新性成果。

雖說癌症一旦確診就擴散很快，而中藥的治療效果相對緩慢，但因為癌症的根源常是自身免疫功能出現極大問題所致，而中藥對全方位調節人體功能很有效，所以我在手術和放化療結束之後，馬上轉向利用中藥調理、全面提升自身免疫功能的抗癌歷程。

選擇醫院時，我完全沒猶豫，直接去了 10 年前治好我兒子呼吸道問題的中醫院。我兒子因為出生時吸入了羊水，呼

吸系統先天不足，有慢性支氣管炎，嚴重時還會哮喘，是那間中醫院的小兒科醫生花一年時間治好了他。

中醫院的腫瘤科專家不少，每位醫師擅長的都不同。我經過比較後，選擇了吳醫生。吳醫生是主任醫師，長期從事中醫藥治療腫瘤的臨床工作，在腫瘤的綜合治療過程中，充分發揮中醫藥的治療優勢，在放化療的過程中，發揮中醫優勢，減輕化療的不良反應。吳醫生尤其擅長結直腸癌、肝癌和乳癌的治療。

乳癌古稱石癰、乳岩或乳慄等，《丹溪心法》將其稱為奶巖。多數中醫認為，情志不遂、七情內傷是乳巖發病的原因之一。吳醫生強調惡性腫瘤是一個全身性疾病在身體局部的表現，「邪之所湊，其氣必虛」，正氣虧虛是腫瘤發病的重要內在因素。所以吳醫生認為乳癌辨證當以肝鬱血虛為要，以舒肝養血為乳癌的基本治則，兼顧西醫綜合治療所產生的副作用遣方用藥。

經過手術和放化療後，我每天要口服荷爾蒙治療藥。我的身體有很多不適：即便夏天也手腳冰涼，冬天總感覺腳踝以下像踩在冰水中；口乾，早上起床口苦；放療過的左胸皮膚紅腫、發焦；總覺得氣力不足，經常出虛汗；晚上容易驚醒，每次醒來就是一身汗；記憶力明顯減退。針對我的這些症狀，結合我的脈象，吳醫生遣方用藥注重以平為期，氣機

條達、氣血同治，以舒肝養血之逍遙散為基本方，每兩週我去複診一次，調整幾味藥。

我自 2015 年 1 月完成了在醫院的手術及化療、放療的全流程後，就開始在中醫院看中醫、吃中藥。之後 3 年，每天我都自己泡藥、熬藥，從沒間斷；即便是春節，我家也是飄著藥香的。

吳醫生和我年齡相仿，人非常平和，臉上總掛著慈善的微笑，一副眼鏡更增添了他的書生氣息。吳醫生的患者非常多，經常有行動不便的外地患者透過視訊和電話請他看病開方，不管多忙，有多少患者，吳醫生總是不疾不徐地望聞問切，耐心而嚴謹。

吳醫生告訴我乳癌要「三分治七分養」。他發現我性子急，就強烈建議我自己買個砂鍋在家煎藥：「熬藥是鍛鍊耐性的好辦法，你在熬藥的過程中與藥融合，熬出的藥喝下去效果更好。」他鼓勵我堅持工作，週末多出去在自然環境中活動；對生活中的事情大事化小、小事化了，遇事看開，不要往心裡去，多做讓自己開心的事情，對於難事，交給時間去解決。

在我心中，吳醫生不僅僅是醫生，更是朋友；他是個醫德高尚的醫生！我得癌症是不幸的，但能遇到李醫生和吳醫生，又是很幸運的！

健康心態的養成：保持正常生活和工作

人的健康包括身體健康和心理健康，這兩方面相輔相成。當一個人狀態好時，必然是身體和心理都很健康。鑑於此，我認為健康心態很重要，因為心態決定狀態。心態是存在於一個人內心的待人接物的一種心理模式，狀態是一個人在生活、工作、思想和身體等方面表現出的一種整體情況。人只有擁有健康的心態，才會有好的狀態。

對於我們這些得了絕症的人，健康的心態尤為重要，這是我們戰勝病魔的法寶。我這幾年的心得是，無論多麼絕望和艱難，都要強迫自己保持正常的生活和工作，在維持正常的努力中，我忘記了病痛、絕望和艱難，並最終讓所有的一切回歸正軌！

（1）認識自我，培養自信。我們每個人都有自己在世界上存在的價值和意義，也都有自己的長處和缺點。生活中，盡可能做到客觀認識自我、正確評價自我，即便處在不利的環境、凡事都不順心，也要挖掘出自己巨大的潛能，發揮自己特有的個性和優點，然後堅定不移地朝著自己的目標不懈努力、奮鬥，最終取得成功。我們要學會欣賞自己，保持自信，因為自信可以使人快樂；有快樂，方能高效率地生活、工作。當我們最終達成目標時，就會更加自信，健康的心態就會與你隨行。

（2）學會調節，適當止步。月有陰晴圓缺，人有悲歡離合，所以我們要以平常心看待身邊一切事物，拿得起，放得下，想得開，不做讓自己力不從心、力所不及的事，不出難題給自己，要揚長避短。不如意時，我會主動調節自己的心態，提醒自己換個角度看問題，壞事也許能變好事，問題就能迎刃而解。

（3）學會寬容，真心讚揚他人。人非聖賢，孰能無過？對他人的過錯不要斤斤計較，不要得理不饒人，而要寬以待人；對他人的成績和成就不嫉妒，而是發自內心地讚揚和祝賀，用自己的真誠和善意贏得他人的尊重和信任，這樣既能為自己創造和諧的生存環境，又能保持心情愉悅。當我以寬容的心態對待周圍的一切時，我的心就平靜許多；而事情最終的結果往往出人意料，讓我感嘆「有心栽花花不開，無心插柳柳成蔭」。

（4）學會傾訴，疏解負面情緒。有心事憋著不說會憋出病來，有了煩心事就應該學會向他人傾訴。多和朋友、親人聊聊自己的煩惱，能分散注意力，釋放心中的鬱結，心情自然就會好很多了。我這 5 年期間，看了不少心理學的文章和圖書，學到一些心理學知識，加強了自己的心理健康，也促進了自己身心的健康。遇到事情時，我用心理學的知識分析原因後，往往就能很好地解決問題，讓自己走出負面情緒。

比如，與他人交流過程中，碰到對方情緒很激動時，我一般會藉故離開，等大家都冷靜一下，再繼續溝通；效果很好，也避免了爭吵和正面衝突。再如，兒子青春期時會無故發脾氣，故意找碴，我這時候就反思是不是這段時間忽視了他，他是想以此引起我的注意，於是我會去抱抱他，他也就慢慢平靜了，反過來為自己剛剛的行為道歉。

（5）理解他人，與人為善。現在經常說的「同理心」、「換位思考」，其實都是指理解他人，與人為善。世間萬物都有多面性，與人交往互動產生矛盾時，我們如果多站在對方的角度看問題，就能發現癥結所在，理解對方的想法，也就能很容易提出雙方都可以接受的解決方案，這樣既能讓自己的心態保持平和，又能讓別人感受到自己的善意，實現雙贏。

（6）淡泊名利，不要處處與人爭。淡泊名利是指不被利益、金錢誘惑和困擾，踏踏實實地、客觀地看待一切。在生活中，我不過分追求物質享受，量入為出；工作中，我不為自己謀私利，踏實務實。不以物喜，不以己悲，能把生活過得簡單、快樂才是真諦。經歷了生死的考驗，我才明白人最值得高興的事是父母雙全、朋友兩三、伴侶的真愛和孩子的陪伴，其他都是過眼雲煙，所以別太計較名利。對名利的追求是沒有止境的，永遠都是「山外有山，人外有人」，如果

不懂得適可而止，就會累死在追名逐利的路上。我經常告誡自己淡定地面對鮮花和掌聲，學會知足和取捨；即便生活虧待了我，也要以積極的心態面對，以健康向上的心態做事。被人曲解時，微笑看待；受了委屈時，坦然面對；吃虧時，開心地笑笑；無助時，樂觀地想想；危難時，泰然處之，被輕蔑時，一笑而過。

（7）對他人，尤其是親人的期望不要過高。

5 年前的 4 月那次公司體檢，讓我的人生按下暫停鍵，本來已經步入快車道的列車不得不臨時改道，人生所有的近期目標、遠期規畫和終極理想都在那一刻靜止，我不得不面臨人生最艱難的困境：與癌症抗爭，保命！

我由一日三餐無肉不歡的人，改為素食踐行者；由可以坐著絕不站著、可以躺著絕不坐著的懶人，變成了每天必須健步走 5 ～ 7 公里的「暴走族」；由夜貓子變成早睡早起身體好的支持者；由遇事暴跳如雷、一點就著的壞脾氣，變成佛系中年人……

5 年，1,800 多個日日夜夜，終於完成了上天對我的再造：我兩世為人，明白了一切都是最好的安排！人生不易，且行且珍惜。

附：抗癌大事記

- 2014 年 4 月 16 日體檢，5 月 12 日穿刺檢查，5 月 20 日確診，5 月 28 日住院，6 月 3 日前哨淋巴結活檢術，6 月 11 日上午腫瘤切除手術（第 2 臺），6 月 13 日上午出院。

- 2014 年 7 月 1 日開始化療（紅白 6 療程，每個療程 21 天），11 月 4 日結束化療。

- 2014 年 11 月 18 日放療定位，11 月 26 日復位，2014 年 11 月 27 日至 2015 年 1 月 7 日放療 30 次（每週 5 次，週一至週五一天一次）。

- 2015 年 1 月 8 日開始服用荷爾蒙治療藥弗瑞斯錠（Toremifene），一日一片。

- 2015 年 1 月起每 3 個月複查一次，一年大複查一次（計時開始時間為手術之日起）。

- 2017 年 7 月起每 6 個月複查一次，一年大複查一次（計時開始時間為手術之日起）。

- 2019 年 8 月起停止服用荷爾蒙治療藥弗瑞斯錠，一年大複查一次（計時開始時間為手術之日起）。

（本文作者：晏凌）

願你成為
自己的榜樣

　　沒有經歷過地獄的磨練，你將永遠不知道天堂的珍貴。2014 年的夏天，我經歷了自天堂墜入地獄的人生谷底，自此，我的人生軌跡發生了雲霄飛車般的轉變，有絕望，有氣餒，有期盼，也有徘徊，直到目前，我仍然不知道，未來我面對的，到底是推開窗即可見到的光明，還是一如既往的黑暗。但是我仍然抱著希望和期許前行，我希望我所經歷的，不管是痛苦還是歡樂，都能成為我人生的美景；我期望，我能度過這些波折，並成為自己的榜樣。

病灶確診，一段艱難挑戰的開始

　　2014 年之前，我是一個平凡快樂的女孩，有愛我的父母，有寵我的老公，我時常在心裡感慨命運對我的慷慨和無私，讓我能盡情享受生活的美好和歡樂。但是沒想到，考驗來得那麼猝不及防，讓我無所適從。

　　2014 年 6 月 24 日常規體檢，發現了乳房內的一個小腫塊，這讓在備孕期的我很緊張。醫生手診並結合彩色超音波結果告知應該是良性纖維腺瘤，並建議我可以選擇繼續觀察，也可以盡快手術切除。考慮到一旦懷孕腫瘤會有增大的可能，我選擇了手術切除，沒想到這個決定卻在冥冥之中救了自己一命。

直到現在，我還清晰地記得進入手術室前，醫生語氣輕鬆地安慰我說，不用擔心，纖維瘤手術很快，20 多分鐘就可以搞定了。沒想到開刀後醫生的語氣開始變得很沉重，並在那裡小聲討論：這樣還叫邊界清楚？怎麼這麼深，這麼難弄出來，看起來不像普通纖維瘤。只是那個時候的我還聽不太懂醫生的話，自認為我的情況只是比較麻煩而已。

　　術後我就回家休息了。就在我準備回歸工作的那天，老公騙我說病理報告顯示手術腫瘤有點發炎，需要再住院進行治療，我仍舊認為一切安好，不就點滴感染嘛。只是沒想到這次住院就開始了我長達半年的治療。入院後一項又一項的檢查，讓本身就比較敏感的我開始覺得不對勁，我偷偷拿著檢查單看到了「Ca」這個單字，在網路查詢後恍然大悟。說真的，現在有點不太記得我那時候害怕的樣子了，或許用面如死灰也不為過吧，但是我卻清晰地記得我說的第一句話，記得老公第一次在我面前放聲大哭的樣子。那是一個溫暖的午後，我跟老公說：「別告訴我媽媽，她身體不好，等我找機會告訴她。」那個高大的男人在我面前哭得像孩子一樣，他說他害怕我離開，他說他不想一個人面對今後的生活，他還說……當時他一邊哭，一邊說，哭得肝腸寸斷，我的心臟就像被人狠狠揪起來，疼，尖銳的疼，而且令人窒息。那一年，我們都是 26 歲，正處於放肆張揚的年紀，但是他卻要

承擔這麼大的壓力，既要偷偷查詢乳癌的存活率、如何提高癌症患者生存品質等資料，又要故作樂觀地陪著我，逗我開心。所以我心態不能崩潰，更不能倒下，不管怎樣，我都要堅持下去！

在朋友和醫生的幫助下，我沒有倉促地進行二次手術，帶著報告結果我們輾轉去了幾家醫院，諮詢了多位專家，最終找到了王教授為我進行手術並制定了後期的化療方案。

7月，我再次進行了手術。因為不想讓身體不好的媽媽焦急等待，手術那天我騙媽媽說手術是下午。從手術室出來到病房沒多久我就陷入昏睡。等我再次醒來，看見媽媽在床前含淚握著我的手，我第一次在父母面前流下眼淚……

手術大病理報告顯示腋下4個淋巴結轉移，結合之前的病理結果，我被確診為浸潤性乳導管癌二期，病理分型為 ER++、PR++、HER2- 的內分泌型。醫生會診後制定了 EC+24 次放療 +T 的治療方案。術後半個月我開始了化療，脫髮、嘔吐、眩暈、盜汗、虛弱等副作用接踵而至，那種折磨有時讓人難以忍受，但是我真的不害怕，因為有愛我的人陪伴我、鼓勵我，我要好好活著，笑著活下去照顧身體不好的媽媽，陪愛我的老公相扶到老。一旦想到沒辦法陪伴父母，我都會難過得哭上好久。為防止自己過度悲傷，我就做點其他的事情分散下精力。我的心態不錯，安慰著家裡的每

個人，讓全家人充滿希望。我跑到病房，安慰每一個和我一樣不幸的夥伴，醫護人員都親切地稱我為「小天使」。我還在閒暇時間做些自己力所能及的工作。在那段難熬的日子裡，我一邊治療，一邊處理著力所能及的工作，2015 年春節前夕我結束了所有的化療放療，進入了荷爾蒙治療階段：諾雷德（戈舍瑞林）＋依西美坦。

治療終於結束了，我抱著一切安好的心態，重新投入工作、生活中。我對未來生活充滿著希望。我注意飲食、加強鍛鍊；拚命工作，努力賺錢，想要實現給父母買房子的願望。所有的朋友，認識我的人，都認為我看起來比誰都要健康、都要樂觀地擁抱生活。

復發，一次病與痛的教訓

就這樣堅持了 3 年，我的精神開始鬆懈下來。我忘記了自己是一個癌症患者的事實，放鬆了鍛鍊，不注意飲食，身體狀態有所下滑。再加上夫妻關係處理不當、急於裝修房子等各種家庭問題的出現，諸多因素產生的巨大壓力讓我喘不過氣來，我開始失眠、做惡夢，三天兩頭的哭泣，成為一個人前活潑、人後悲傷的焦慮者。

當時生活中遇到的種種不順，我全都歸結為我沒有孩

子。我開始迫切希望一個孩子的到來，改變這糟糕的狀態。2018 年初，醫生開具的檢查顯示我一切正常，我在諮詢幾位專家後停掉了諾雷德，改為口服泰莫西芬（Tamoxifen）。我以為一切會按照我想的那樣，我卻唯獨忘了我在拿我的生命冒險，而這場冒險我失敗了。

2018 年 12 月我像以往那樣來到醫院，做 4 年大檢查。肺部 CT 報告顯示肺部有微小結節，我頓時緊張起來。我找主治醫生和呼吸內科醫生看了影像檢查結果，在呼吸內科醫生的建議下，做了一個腫瘤標記檢查（CEA、CA153），結果指標出現了翻倍升高的情況。當地醫生讓我立刻化療，甚至都沒有讓我進一步檢查確定具體哪裡出了問題。我拿著所有的報告跑到其他醫院，見了更有權威性的兩位專家，專家都認為肺部不是轉移，建議我立刻做骨骼掃描，他們懷疑我是骨頭出現了問題。

我永遠忘不了做完骨骼掃描那天，老公看我幾天沒睡好，騙我說結果是好的。從緊張到放鬆的我，從下午 6 點睡到次日早晨 6 點。可是當我睡醒看到老公半夜發給我的簡訊，才知道那不過是一個善意的謊言。老公說有些話當著我的面他不敢跟我說，只有在我睡著了，他才敢說出來。他說，看著熟睡的我，他覺得很真實，總覺得我不會這麼快丟下他。他說，剩下的日子他會陪我一起努力度過，再也不惹

我傷心生氣。他還說，總覺得還有好多話沒對我說，可是又覺得日子還很久，要用一輩子說給我聽……我看著訊息淚流滿面，拿出報告才知道骨骼掃描結果顯示骨盆、骶骨多處骨轉移。

老公和我拿著報告跑到外縣市的大醫院去。寒風刺骨的 12 月，我在旅館裡等老公幫我掛號，他好不容易才預約到知名的腫瘤科醫師徐教授。徐教授告訴我如果 2018 年初就來找他的話，他是不建議我停諾雷德的，並且透過觸診他就判斷出我頸部淋巴結不太正常，最後給出了治療方案：28 天一週期，法洛德注射液＋諾雷德＋卓骨祂。教授還告訴我，單純的骨轉移是很好控制的，讓我不要害怕。那是我第一次被一個權威級醫生安慰和鼓勵，我和老公信心倍增。那是我倆復發後第一次充滿希望地笑了，我倆都堅信方案對我肯定是管用的。

回家後馬上開始治療，只是沒想到這又是一個痛苦的開始。單用法洛德對我的效果並不好，我開始無休止的疼痛，痛得天天哭。我開始無法正常行走和上下樓，走路全靠挪，上下車全靠手搬著腿。最後我只能靠止痛藥（疼始康定）來減緩痛苦，沒想到吃了止痛藥後，我開始昏睡、嘔吐、吃不下飯，整個人徹底虛脫，一百七的個子，體重從 66 公斤跌到了 60 公斤。一點力氣都沒有，家住在二樓，我爬上去都會心

跳加速、氣喘吁吁。當時真的覺得自己離死亡很近，好像一伸手就能碰到死神，可能哪天撐不住就睡過去了。我真的開始怕了，心態徹底崩潰，胡思亂想，甚至開始抱怨憎恨。我抱怨父母不夠愛我，施加壓力給我；我抱怨老公惹我生氣，讓我傷心難過；我埋怨著所有讓我不快的事情，認為我復發的所有原因都在別人。

2019 年 3 月複查 CT 顯示骨轉移面積增大，並在進一步檢查中發現甲狀腺＋頸部淋巴結轉移（雖然甲狀腺轉移很少見）。我諮詢幾家醫院的專家，給出的方案略有差異，這次選擇權交給了我。我並沒有深入研究各種方案的差別和案例，我只是選擇了一位在檢查前就讓我感到溫暖的權威醫生。我永遠記得她給我的微笑和安慰，她堅定地讓我相信科學，有那麼多的藥可用，未來我肯定還有很多路要走！

最終我接受了化療科黎教授的建議。首次化療方案是：21 天一週期，溫諾平＋卓骨祂，口服卡培他濱（截瘤達）。從化療開始疼痛就持續減弱，並且頸部淋巴結和甲狀腺都有好轉的跡象。也可以自主行走和上下車，我心裡滿是歡喜，高興地對家人說：「你看我上車都不用手抬著腿了，我又可以走來走去了。」心慌氣短的情況也在化療後得到了緩解。但是兩個週期後的評估仍然顯示骨轉移面積在增大，證明前面的化療對骨頭效果不好，緊接著經過化療科討論後第三個

化療週期方案調整為：21 天一週期，奈達鉑＋卓骨袛，口服卡培他濱（截瘤達）＋沙利竇邁。這次的方案比較順利，之後的 6 個療程病情得到了控制，沒有再進一步的惡化。在不長時間活動的情況下，疼痛感基本消失。我又開始對未來充滿希望，那些曾經要死了的感覺也不見了，我覺得我還可以像以前一樣正常生活，人只要能扛過去最難的日子就會覺得一切都還來得及。

2019 年 9 月 12 日我結束化療，開始口服化療藥卡培他濱（截瘤達）＋沙利竇邁，每月注射諾雷德＋卓骨袛，3 個月一次檢查，為期半年的第二次治療徹底結束。

活在當下，斷捨離的心路歷程

未來的路是什麼樣子我看不到，但是在疼痛退去後，我開始反思，我發現擁有一顆平常心、一顆感恩的心才是對抗死神的最佳良方，換句話說，好的心態是戰勝一切的根本。你要相信你不會很快死亡，你要相信你的身體有強大的治癒能力，你更要相信扛過了這段艱難的日子，未來就會有更多的好日子等著你，永遠不要輕易放棄。可能當下的你正和曾經痛苦不堪的我一樣，煎熬著、痛苦著、絕望著，但請你相信自己，這些難過的日子終究會過去，死很容易，但是活著

更重要。

在疼痛退去後，我開始反思自己的生活，找尋是什麼讓我變成今天這個樣子。當發現一切根源都在自己的時候，我開始釋然，如果不是自己內心深處感到自卑、沒有安全感、怕被嫌棄等負面情緒，我不會那麼敏感地收集自己不夠好的證據，然後覺得非常受傷，進而自我傷害。在這些自我傷害的過程中，我自己造就了一個又一個不開心的事件。壓力也罷，受傷害也罷，根在自己，事件只是順著開始發展罷了。如果在當初我便開始多愛自己一些，看淡一些，也許現在會不一樣。在知道痛苦來自哪裡，療癒之路該怎麼走後，我開始不再抱怨父母，不再怨恨愛人，並慢慢改變之前的思想和做法，真正地放下顧慮、珍惜當下。

在這樣的過程中，我也開始慢慢讓家裡人提前適應沒有我的日子，雖然這對很多人來說很難，但是對於一個癌症晚期患者來說，這是必須面對的。恢復的路上世事難料，即使我們堅信未來有很多好的日子等著我們，但是死亡對於我們來說是比較近的，我們要學會面對，家人也要學會面對，我希望當我離去的時候，我的家人仍舊可以幸福地生活，不要長久地活在恐慌和悲痛中。

我開始轉變我和父母的角色。大學畢業後，我參與父母的生活太多，以至於我們的身分互換了，我總認為父母什麼

都處理不好，卻沒想過養育我長大的他們本領其實比我大。現在我把他們的身分還給他們，讓父母學會自己去醫院掛號看病、自己維修家裡損壞的東西、有問題多問並記下來、學會生活技能等，也讓父母重新恢復即便女兒不在身邊，他們也能處理好一切事情的能力。

　　我開始反思我和老公的夫妻關係。我對老公說：「如果很不幸這一關我沒走過去，請你一定不要想我太久，趕緊找個好女人為你生個孩子，好好度過餘生。我希望你在一個有陽光的地方幫我買個三人合葬的墓地，等到爸媽百年後將我和他們葬在一起。我希望在我走後能有人陪著你，百年後你的墓碑就在我旁邊吧，因為後半輩子不是我陪著你，所以我不能要求與你合葬，讓你以後的子女對你生氣，但是你得讓我能看見你，如果真有來生，我願健健康康地再去找到你。」不知道你們能不能想像那個畫面，那個大男人，淚流滿面，不停地說著以後再也不讓我傷心難過的話。朋友說我的境界更高了，復發之前的我每每想到，若我走後有別的女人牽著我老公的手，我的愛人會慢慢將我淡忘，我都會難過地哭上好久。現在我卻希望我走後，愛我的人盡早忘記我，重新開始生活，開心過好每一天。我不再自私和糾結，生活中也多了很多開心的時間。

　　我避開讓我不開心的人和事情，見想見的人，說想說的

話，不糾結、不自卑，對於惡意的言語我也敢勇於面對。我知道很多病友生病後會有很大自卑感，甚至不願意重新投入日常工作生活中，總覺得別人會閒言碎語。怎麼說呢，你改變不了別人，能改變的只有自己，要永遠相信這個世界上善良的人是多的，更要相信你與別人並沒有什麼不同，那些惡意的話語終究會過去，好的生活姿態會讓那些人啞口無言。其實沒有太多人會一直關注你的情況，只是敏感的你自我感覺而已。你回想一下那些八卦新聞在一兩週後誰還會提起，所以對於我們自己，我們要不自卑、不自棄，珍惜當下的每一天。

現在的我享受著每天思考吃喝拉撒和家人守護的幸福感，感受著抗癌這條路上家人陪伴的滿足感，我很開心、很知足。回想一下我很久不和老公吵架了，很久不因為父母的事情著急發脾氣了，而他們也因為我的改變少了些擔心，多了些開心。你看，當你把所有的事情找到根源，一切從內看的時候，你會發現生活不一樣的另一面，生活會因為自我的改變而越來越好，你會發現原來愛一直在。

預防癌症你應該知道的

任何疾病發現的越早，治癒率越高，早期癌症的治癒率高達 90%。但是大部分癌症初期是沒有症狀的，所以我認為

20 歲以後定期篩檢和每年的體檢非常有必要，有問題及時發現。我初發乳癌時就是沒有任何感覺，只是在體檢時候發現有腫塊。雖然現在世界上還沒有研究出徹底治癒癌症和精準預防癌症的方法，但是好的生活習慣是目前每個人都可以做到的最有效的預防方法。

健康生活。香菸和酒精是我們最常見的致癌因子，一個吸菸者患肺癌的機率比不吸菸者高出很多倍，而接受二手菸的家庭成員患肺癌機率也會增加，為了自己和家人的安全，希望吸菸的你可以戒菸。酒精容易啟用致癌因子，不要天天酩酊大醉，偶爾小酌一點放鬆心情是可以的。

健康鍛鍊。因為脂肪組織是致癌毒素最重要的儲存場所，鍛鍊身體不僅可以調節我們體內激素平衡，也能減少分泌旺盛的雌激素，而雌激素會刺激癌細胞的生長，尤其是乳癌。當然健康鍛鍊最大的好處莫過於增強我們的免疫力，免疫力是最好的抗癌藥，生病就是因為免疫系統出現了問題。其實沒有必要高強度的鍛鍊，尋求適合自己讓自己開心的運動，比如跑步、瑜伽等。運動不需要特定的場所，哪怕只是上下班的步行也是很好的。常去空氣好、樹木多的地方鍛鍊或坐一坐，你就會發現非常舒服。邁出你的腳步，透過鍛鍊也可以發現這個世界的美。

健康飲食。開啟冰箱看看是不是還有昨天的剩飯剩菜，

從這一刻開始改掉吃剩飯剩菜的習慣，做菜遵循量少種類多，一定不要吃剩飯剩菜。多吃瓜果蔬菜，每天攝取 12 ～ 15 種蔬果是再好不過的。蔬果汁是非常好的一種選擇，可以讓你同時攝取多種果蔬，李開復在罹癌後寫的書中也提到了蔬果汁對身體的好處。多吃五穀雜糧，每天一把堅果，適當地攝取脂肪，少攝取甜食和油炸食物，因為這些都是癌細胞喜歡的。一定要避免高鹽、高糖、高熱量，保持飲食有營養，少吃外食和垃圾食品。讓自己愉快的飲食才是最大的補藥，這比各種保健品更為實在可靠。

健康睡眠。最佳的睡眠時間是晚上 10 點左右，保持 7 ～ 8 小時的睡眠時間，睡覺前不宜做劇烈運動，精神興奮不利於進入睡眠狀態。如果發現長時間失眠，一定要去睡眠中心諮詢，在醫生的指導下進行睡眠治療。要知道充足的睡眠對預防和抑制腫瘤生長有很好的作用。

這些好的習慣並不是一定可以預防癌症，而是從機率上，做到這些的人就比做不到的人罹癌的機率低，這是有研究結論的。從改掉生活中的壞習慣開始，改變我們可以改變的，其實當你能做到這些的時候，你會發現原來健康生活也沒有那麼難堅持。

得了癌症你需要做什麼

萬一真的被癌症因子找上門怎麼辦？不要著急，也不要焦慮，保持心態平和，選擇正規治療。

去正規醫院，做好充分地溝通和交流。確診之後患者和家屬第一時間要做的就是和醫生充分溝通交流，充分了解自己的病情以及病理分型，在大醫院 做好全面的檢查，看看自己有沒有遠端轉移。然後第一時間帶著這些檢查報告和你想要了解的問題多去幾家正規的醫院諮詢專家、確定方案。不要覺得多跑幾處麻煩，也不要擔心專家會三言兩語打發你，我接觸過的知名醫師都很有職業道德，只要提前把你的問題整理好，他們會逐一仔細回答，並且也能為你補充一些知識。在去醫院前一定要打電話確認好看診時間，避免醫生休假白跑一趟的情況，即便真的白跑也不用太焦慮，大醫院通常有好幾位權威專家很多，可以再換一位醫生。最終選擇自己條件允許的最好的醫院進行治療。據我了解，乳癌的初始治療方案各個醫院都是差不多的，基本上不會存在一個病理分型出現很多治療方法，即便存在不同，你也可以在最好的醫院做出決定，盡快進入治療。關於醫院，請一定要選擇大醫院。我不能說其他醫院的醫生不好，我見過的醫生都是有職業操守的，也都希望自己經手的患者治療後一切安好；但是小醫院的醫生大多經驗有限。

　　做治療路上的智者。大部分人在獲知罹癌後都是恐懼的，覺得自己離死亡很近，然後就開始上網瘋狂地搜尋，當看到一個又一個的壞消息之後恐懼加劇，你回想一下是不是這樣的。其實大部分的癌症患者在治療結束後都回歸了正常的生活，並且身體狀況都很好，而在網路上比較活躍的人，大部分是正在治療過程中和病情不穩定的病友，所以你搜尋到的大部分都是壞消息，畢竟大部分的病友誰會在身體康復後還在網路上說關於病情的話題呢？如果你找到一些病友，也不要因為他的情況有變就照搬到自己身上，畢竟每個人的術後病理大都不太一樣，各項指標的不同也會影響後期的治療方案，而且每個人之前的病史、生活環境、飲食習慣、心態、身體基因情況等都是不一樣的，所以別人的方案不一定適合你，有時間諮詢其他病友糾結怎麼治療，還不如多跑幾家醫院趕緊確定方案來得安全實在。如果在網路上認識的病友不幸離世了，也請平靜地接受，不要照搬在自己身上而天天生活在恐懼的陰影下，即使是健康的人也會有未知的死亡，做一個治療路上的智者。

　　不要恐懼手術、放療和化療。不要盲目地放棄治療，生病後你會發現很多自己認為有經驗的人給你各式各樣的建議，我想誰的建議也比不上醫生的建議更安全。一些經驗我們可以聽一下，辯證地判斷哪些適合自己，但是一定要選擇

西醫來系統性地治療，可以加上中醫來輔助調理，這樣能達到最好的效果。加強自己的信心，一定會渡過難關和腫瘤和平共處。化療過程中會損失大量的好細胞，比如白血球、嗜中性細胞、紅血球、血小板，還會出現噁心嘔吐、脫髮等，大部分人都會出現幾項指標不合格的情況，也有可能前面指標正常後面指標不正常的情況。患者和家屬不要因為指標的不正常而擔驚受怕。白血球降到標準值以下，一般採取注射升白針的方法，飲食中也要注意補充營養，做到能吃的時候多吃點，多吃含豐富蛋白質的食物，比如雞鴨魚肉、牛尾湯、豬脊骨湯、鯽魚湯等，這些都是能讓白血球較快成長的食品，每天都要換著花樣吃，也可以選擇中藥緩解化療的副作用。多睡覺、適當鍛鍊，白血球一般就會穩穩升上來。放療後需馬上多喝水以防止放療引起的咽喉腫痛。少去人多的地方，化療期間免疫力會比較低，去人多地方很容易被感染。治療過程中肝功能異常，如轉胺酶高、膽紅素高等也是常發生的事情，情況分很多種，如肝臟有轉移、化療藥物影響、膽道堵塞等。我在化療期間也出現過肝功能異常的情況，輸注了兩天保肝藥就達到化療標準了，整個化療期間都在吃磷脂醯膽鹼膠囊＋甘草酸二銨腸溶膠囊，指標雖然超過標準一點，但是並不影響化療。化療結束 10 天後肝功能化驗指標就基本正常了。如果肝功能受到嚴重影響，用了保肝的

藥幾天都降不下來，這個時候可以選擇肝膽科、血液科等多方會診，比只靠腫瘤內科會有更多辦法，更能針對性地發現問題解決它。如果因為調理這些指標延遲了化療時間，這個是不可避免的，因為指標不正常是不可以化療的，一定要有心理準備，不要害怕。

千萬不要聽信偏方、敷藥就能去腫瘤的江湖騙子。不要盲目選擇中藥抗癌，中醫確實博大精深，而且這 5 年多的時間裡也確實有病友在西醫治療無效後選擇中醫治療而病情得到控制，並且現在也一直很好。但我自己覺得中醫講求緣分，適合別人的不一定適合你，選擇中醫治療是要有承擔風險的勇氣。選擇中醫之前一定多諮詢一些過來人的經驗，一定要找正規醫院的中醫醫生，不要隨便相信小診所。不要輕易地放棄西醫直接選擇中醫治療，西醫有嚴謹的資料支持，會有很多西藥精準地對付我們體內的癌細胞，延長我們的生命，不要抱著一定要消滅腫瘤的態度，帶瘤生存也是一種方式。科學的方法是在中西醫認可下，相輔相成才能讓我們的利益最大化。就算是有的病友山窮水盡最後一搏選擇了中醫抗癌，也請記得要密切關注肝腎功能，一定要定期檢查，那些讓你只吃中藥不做檢查的人都是騙子。

癌症發展到一定階段，會出現癌痛的情況，請記住不要排斥止痛藥，一定要保證我們的生存品質，在醫生指導下對

疼痛進行治療。有些人會出現吃了止痛藥嗜睡、食欲不振的情況。我個人的經驗，在疼痛可以忍受的情況下白天忍忍，晚上吃止痛藥維持睡眠品質。盡快治療，治療方案只要對症下藥，疼痛就能很快解決。越焦慮疼痛會越明顯，疼痛的時候想辦法讓自己轉移注意力，看電視劇、看笑話、聽音樂等都可以。

　　整個治療時間一定要完整。接受荷爾蒙治療的一定要堅持5～10年常規治療，注意補鈣，吃富含維生素D3的鈣片，多出去曬太陽；注射卓骨祂的一定注意口腔衛生，注射時間是3～4週一次，注射期間一定不要拔牙，容易引起下顎壞死；不要做身體按摩，容易骨折。骨轉移後腫瘤部位一定不要熱敷，謹遵醫囑。最主要的是要堅持定期回診，不要害怕複查，任何問題發現得早都有解決的方法。不要隨便冒險，生命只有一次，誰也不能保證你的冒險一定會成功，在冒險前，請想好你能不能承擔冒險帶來的一切。永遠記得你只有活著一切才有希望。這5年的時間很多病友透過網路諮詢我生病後生孩子的事情，我真的很能體會當媽媽的心情，就像我一樣，但是我也用血的教訓告訴了病友，有些冒險是要付出慘重的代價的。

　　要始終堅持複查。乳癌治療結束後，兩年內3個月一小查，複查項目一般是乳腺、頸部鎖骨、腋下、婦科彩色超

音波，胸部 CT；血液檢查包括腫瘤指標（CEA、CA153、CA125 等）、血常規、肝功能、激素 6 項（荷爾蒙治療需要監控激素）。每年一大查，大檢查除了做 3 個月檢查項目外，還需要做骨骼掃描、腦部核磁共振檢查，甲狀腺、肝、膽、脾、彩色超音波檢查。可能我說的這些檢查有些醫生不讓你做，但是我認為很有必要。兩年後就可以每半年一檢查了。檢查項目中骨骼掃描是很多醫生不主動推薦做的。起碼一開始我的主治醫生一直不建議做骨骼掃描，因為他了解到的大部分的患者，骨轉移第一時間是轉移到肋骨，這個是可以從胸部 CT 看到的，更何況這個檢查對身體的輻射影響很大，家中有孩子的做骨骼掃描後 48 小時內最好不要接觸孩子。只是在我後期認識的很多病友中，骨轉移的範圍都是骨盆、脊椎這些部位。這些部位是容易被醫生忽視的。所以即便醫生不讓你做骨骼掃描，你也應該做一個腹部＋骨盆的 CT。有的病友會問乳腺複查，為什麼要做甲狀腺檢查，甲狀腺和乳腺在醫學上可以用一對好朋友的關係來形容，乳腺正常與否與體內的雌激素、泌乳激素息息相關，而甲狀腺激素可以影響雌激素、泌乳激素的代謝。我們可以把甲狀腺、乳腺、卵巢、胰腺等器官看成一個整體，因為都是內分泌腺體，能分泌各種激素，人體對各種激素非常敏感，所以在乳腺複查的時候記得也關注一下甲狀腺的檢查。

在化療、放療等一系列檢查結束後，請回歸到正常的生活，可能在這個治療過程中我們仍舊會經歷一些人走茶涼的事情，但你應該慶幸，早點認清楚一些人和事對你來說是好事。沒有必要因為自己生病就自卑和遷就別人，如果一定要對不起那也是對不起自己，請永遠保持自信，然後告訴自己我重生了，你和別人的區別就是可能這輩子有些事要比別人晚幾年。但是也不要忘記自己是一個需要終身抗癌的患者，記得曾經遭的罪、花的錢、流的淚、失去的一切，不要做一個好了傷疤忘了疼的人，可以偶爾放肆，但是大部分時候管住嘴、邁開腿、好好吃飯、好好睡覺、保持平常心不生氣不急躁。要接受因為自己生病，工作能力和工作價值降低的現實，不可以像之前那樣拚死拚活了，工作不順心就爭取換一個職位，能力不如以前那就接受它，有的人會覺得委屈，但是這個社會有時候對待我們不會一直是善意的，擁有一顆平常心是讓你在發生任何事後都平靜接受的能力。接受當下的一切，並重新開始正常生活。

寫在最後的話

抗癌這 5 年多時間，見到了太多這條路上的抗癌英雄，很多腦轉移、肝轉移、骨轉移等多處轉移的病友仍舊活了

十幾年。他們在治療路上一直在做一個智者，不迷信、不放棄、好心態、不抱怨、不糾結，用冷靜平和的心去修煉自己，渡過了一個又一個難關。多和智者交朋友，多讀一些抗癌前輩寫下的勵志書籍，幫你熬過這段難過的日子。與其總是害怕復發這種不一定發生的事情，還不如享受當下的每一天，也許在你不經意間就將腫瘤送走了。待到將來的某一天，當你回憶起那些年自己經歷的一切時，你都可以驕傲地對著身邊的人說一句：「看，原來我曾經這麼勇敢，原來我也可以成為自己的榜樣！」

木心說過，一個人到世界上來，來做什麼？愛最可愛的、最好聽的、最好看的、最好吃的。那麼，在有限的生命裡，讀好書，看美景，吃美食，與有趣、有智慧的人做朋友，把一天當兩天過，不也是一大快事嗎？願所有在這條路上的夥伴，毫不動搖、堅定意志，成為這條路上的勝利者！

（本文作者：夏沫）

不畏將來，
永懷希望

關於題目，我想了很多，〈重生筆記 —— 五年的抗癌經歷，讓我懂得了這些〉、〈向死而生 —— 如何戰勝癌症，你需要知道這幾個祕訣〉、〈如果你想戰勝癌症，我推薦你仔細閱讀這篇文章〉、〈這樣抗癌，或許能成功〉，連 30 年後的抗癌經驗分享題目都想好了，〈已抗癌 35 年的老阿婆不輕易透露的 108 條抗癌祕訣〉。

看著這些題目，我笑了大半天，自己也經常被網路上類似的標題所吸引。這篇文章裡沒有祕訣，但我很想將自己的抗癌經歷和經驗分享給最需要的人，願你們堅強勇敢、積極樂觀，科學正規地治療，未來的某一天，癌症或可被人類攻克，只要你能堅持下去，便有治癒的可能與希望。

確診與治療

1. 健康否？或許你的身體曾暗示過你

2009 年冬天，大四上學期，我做了一個奇怪又恐怖的夢，夢裡母親陪我去醫院，我站立著，有把刀從上往下劃過，我的整個右乳被切掉了。夢裡的我很難過，難過地醒來，發現這只是個夢，可這個夢感覺很真實，時至今日，我依然清晰地記得這個夢。

2013 年，研究所畢業已工作 3 個月，我與好友一起坐車

去超市購物，途中車顛簸了幾下，震得雙乳刺痛，刺痛了很久。我一直想去醫院看一下，可無奈那時無知的我竟不知要去醫院找哪科醫生看，便忍著疼痛作罷，過了一段時間，也就好了。

2014 年 1 月，我總覺得不舒服，很困，但是怎麼睡都覺得睡不好，每次睡覺醒來還有點噁心，體重也降到 45 公斤以下。我以為只是因為太忙，這半年以來接任班導師，又是因為是新進教師，每天要守著學生晚自修結束，順便備課，夜半 12 點入睡，早上 5 點半爬起來準備看早自修，心想著，等放寒假好好休息一下就好了。

可疲憊感並未消散，情緒還容易低落。

2014 年 10 月我突然覺得雙乳增大了，因為高二的課程更多，每晚都要加班備課，此時已能明顯感覺自己的體力很差，在連續熬了幾個晚上之後，牙齦腫痛，張不開嘴，每天去牙科診治，連續喝了一週的粥，再加上雙乳增大，總有一種不祥的預感。可我還是沒有立刻去醫院，我在等，等 11 月學校安排在醫院的體檢。

果然，11 月的超音波檢查結果不太好。醫生看了很久，告訴我乳房有鈣化點，可能是惡性，還很熱心地立刻列印出超音波報告，讓我去找乳房外科醫生診斷。在此，真的要特別感謝這位超音波醫生。

　　那一年，我才 27 歲，剛畢業工作一年多，人生才剛剛開始，父母的恩情還沒報；就在 2014 年的十一假期，剛剛拍了婚紗照，婚期也定在 12 月 24 日，聖誕節前一天。一切本來都是那麼美好，可天有不測風雲。

　　怎麼就遇上了癌症？我有點不敢相信，突然間覺得我的人生比電視劇劇情還狗血，我驚慌、恐懼、不知所措，但我也異常冷靜、清醒。

　　會不會是誤診？

　　我懷著一絲僥倖，去當地醫院又做了一次超音波檢查。可惜，幫我做超音波的醫生是位很年輕的女士，她什麼也沒看到。

　　雖然我不相信自己會與癌症扯上關係，但在心理上，或許還是相信當初體檢那間醫院給出的診斷結果。

　　那時，我壓根不敢把這件事告訴父母，怕他們難以接受。我與男友又是異地戀，我傳訊息告訴他，我可能得了乳癌。

　　他與我通了電話，他不相信，以為我在跟他開玩笑。我說是真的。他倒不痛不癢，說如果是真的也挺好，剛好可以研究一下你。聽他這麼說，我突然覺得輕鬆了許多，很多人一聽「癌症」這兩個字，怕是早就嚇跑了，至少他不懼怕可能得癌症的我。

男友（現在是老公）Y 先生與我是研究所同學，都是學生物的。畢業後，我在 Z 市的一所中學任教，而他去了 S 市的一家生物公司，公司裡有與癌症相關的基因檢測產品與研發。所以，他不怕可能患了癌症的我，也算正常吧。

　　告訴他的當天晚上，他來到 Z 市陪我，還帶來了一份紙質版《NCCN 乳癌臨床實踐指南》。他在網路上搜尋到一個當地的乳癌病友群，並與群組管理員取得聯繫。管理員，我們親切地稱她為 Q 姐，是一位在後來的治療過程中給予我巨大幫助和精神鼓舞的堅強女性。

　　Q 姐也是一位乳癌患者，2011 年確診並完成了治療，目前已康復 8 年，她向我們推薦了某醫院的 L 醫生，也是她的主治醫生，據說手術技術很好。

　　第二天，男友帶著我去找了 L 醫生，L 醫生觸診之後，基本確定是惡性，並建議做穿刺切片檢查。此時，我還是懷疑這不是真的。

　　辦好入院，並約好了穿刺檢查的時間，還要再等 3 天。我勸男友先回去上班，我一個人在醫院就好。

　　入院後，有一系列的檢查，其中一項是核磁共振。以前我只在電視裡見過核磁共振，把平躺著的被檢查者推進冰冷的儀器裝置裡，那種感覺有點恐懼。可我不想讓男友陪我，不想麻煩他，不想耽誤他工作，更不想他因此而懼怕我。所

以，我選擇一個人過去，但內心還是有些恐慌。

　　就在這時，Q姐與我聯繫，問了我相關情況，在她得知我要一個人去做核磁共振檢查時，堅持要過來陪我。那也是我第一次與Q姐見面，類似於網友見面，還有點激動。當一個白白胖胖、皮膚超好且氣色超好的大姐站在我面前時，我簡直不敢相信，跟想像中的Q姐完全不一樣，她，完全不像是乳癌患者。現在想來，那一次，在那樣的時刻，一個陌生人的陪伴，還是讓人超級溫暖、感動，甚至感動得要落淚。願每一位戰友的第一次檢查都有親人好友的相伴。

　　穿刺檢查是局部麻醉，我躺在手術床上，眼睛被蒙著，我問L醫生，能不能把遮眼布拿開讓我看著，L醫生拒絕了，她說過程太血腥，沒有人能承受得了。好吧，我只能安安靜靜躺著，睜著眼睛卻什麼也看不見，只是清晰地聽見L醫生與助手在輕鬆地交談。右乳腫塊部分很硬，穿刺針都穿不進去，L醫生換了微創刀才勉強切除一些腫瘤組織，我彷彿聽見刀刮碰石頭的聲音，也明白了古人為何稱乳癌為「乳岩」。

　　核磁共振、X光攝影和穿刺切片的結果都確定是惡性。我終於接受了這樣的事實，接下來就是確定手術日期。可手術後，需要人照顧，男友要上班，我不希望他看到我狼狽的模樣。此時此刻，我還是想瞞著父母，唯一能傾訴、求助的人就是我的三姨，母親的妹妹。我打電話告知三姨這一切，

那一刻終於忍不住淚如雨下，那是我第一次因為病情而落淚，邊哭邊訴說我的情況，並強調千萬不要告訴我的父母。

可大人們自有思量，三姨認為這是天大的事，不該瞞著父母，萬一出了什麼事，她也承擔不起。於是，我接到了父母的電話。他們責怪我不該隱瞞，我卻笑著告訴他們沒事，不嚴重。跟父母交談之後，竟覺得心裡輕鬆了很多，瞬間釋然，覺得這真不是多大的事。隨之，也接到了兩位表姐的電話，她們安慰我、鼓勵我，我也能跟她們開玩笑說道：「我中獎了！」

現在想來，確實不該瞞著父母，父母遠比我們想像的要堅強，他們給予愛的力量也是無比強大的。

2014 年 11 月 23 日，終生難忘卻又記憶空白的一天。那一天，因乳癌，我做了右乳全切手術加重建。

那一天，我的身體缺失了一部分，但幸運的是，全切右乳後，立刻放置了假體重建。在 5 個小時麻醉藥的作用下，我只是深沉地睡了一覺，連夢都未做，記憶是空白的，彷彿人生缺失了一段。醒來，傷口不痛，心理上也沒有缺失感。

父母在身邊，愛人在身邊，大老遠跑過來的三姨也在身邊，一切都好。

後來我時常回想起那個夢，那些生病前的種種徵兆，如果再早一些發現，此刻或許會更好吧。

2. 你們的愛，讓我重建人生希望

病理檢查和免疫組化結果出來了。

病理報告：（乳腺）鏡檢為浸潤性乳導管癌 II 級，可見脈管內癌栓，未見明確神經束侵犯，部分為導管內癌（約占 60%），乳頭、皮膚及切緣未見癌，送檢淋巴結 30 枚，1 枚見癌轉移。

免疫組化顯示 ER（約 90%＋），PR（約 70%＋），Ki67（約 15%＋），HER2（1+），ECad（＋），P120 膜（＋），CK5/6 及 P63 為肌上皮（＋），Ca1 肌上皮（＋）。

在男友的引導下，我看了《NCCN 乳癌臨床實踐指南》，也上網搜尋了很多與乳癌治療相關的資料，在這裡還真的要感謝曾在學校學到的文獻搜尋技能。

像我這種類型，5 年無病存活率為 95%，了解得多了，也就不怕了。乳癌真的沒那麼可怕，那時，我的內心依然充滿希望，心想著等治療結束，一切都好了，到那時，我還是跟正常人一樣。

手術後，我在醫院又住了一個月，是母親陪在我身邊照顧我，父親和男友要回去上班，三姨要回去打理自己的店鋪。

母親不善言談，但有母親在身邊陪伴，甚是心安。母親知道我吃不慣醫院餐，便在醫院周邊的店鋪買來合口味的飯

菜，每天還拉著我在醫院走廊散步鍛鍊。每到週末男友會過來，母親便得空回家為我燉湯，然後送到醫院，母親燉的排骨湯真的很香，泡飯能吃兩碗。

男友隱瞞了我患乳癌的真相，僅告訴他的父母我因乳腺增生住院，他的父母相信了，並立刻轉來 2 萬多元，說是讓我看病用，這對於他們而言，是一筆不小的資金。隨後，怕我錢不夠，又轉來 2 萬多元，不過我不敢要，退了回去，知道他們賺錢不容易。後來才知道，男友的父親年輕時生了一場病，沒錢治療，還差點丟了性命，所以，他們很能體諒此刻年輕的我們。我這人一向是滴水之恩、湧泉相報，從此，在我眼裡，他們是恩人。

現在想來，隱瞞男友父母是錯誤的行為，可那時，我以為會徹底康復，我以為能用長久的一生報答他們的恩情。

說到治療費用，剛畢業工作不久，存下的錢不多，但治療的錢還是夠了。癌症治療的確要花費很多錢，但幸虧有健保和醫療保險減輕了部分經濟負擔。在此，真的要提醒大家，一定要買醫療保險，即使是已經患病的戰友，也可以購買醫保以備不時之需。

有條件的家庭可以為家人買份保險，分擔風險。我身邊有幾位戰友在患病前買過保險，患病後，理賠了很多，有些戰友還開玩笑，說生病還賺錢了。

每天上午，L醫生的助手都要為我的傷口換藥，同時，為了刺激傷口處血液循環，每次都會拿針扎重建部位，說千瘡太誇張，百孔真的有，不知是麻木，還是淡定，我竟鎮定自若。

很快，一個月過去了。因為重建，我的傷口恢復得很慢，別人手術後兩週就化療，而我，化療方案還沒制定，並且，我還有一個心願，辦完婚禮後，再回醫院化療。醫生也同意了。

2014年12月24日，我和男友在親朋好友的見證下舉行了婚禮。那一天，我感受到無比幸福，是重生後懷著一顆無比感恩的心，感恩這美好的一切，未來可期，充滿希望。

3. 接受患病的事實，並積極地正規治療，可還是錯過了凍卵

2015年1月1日，我回到醫院，想盡快進入下一步治療 —— 化療。

醫生檢查了我的傷口，發現遲遲未曾癒合的傷口竟然在我辦婚禮的那短短幾日奇蹟般地癒合了，這讓我更加堅信，我一定會痊癒，瞬間充滿鬥志。

據說化療時會輸入護胃、護肝的藥物，我向醫生提出想保護生育能力。本以為只是跟護胃護肝的藥物類似，打化療時加進去就行，可事情遠比想像中要麻煩一些。醫生驚訝，你怎麼不早說，打了諾雷德（俗稱肚皮針，保護生育能力的

藥物）要等一個星期才能化療。

天哪！還要再等一個星期才能化療，我很著急，別人都是手術後兩週就開始化療，我已經術後一個月了，現在還要再等一週，但也沒辦法，對於尚未生育的我，生育能力一定要保護好。

目前，保護生育能力有多種方法，包括卵子冷凍、胚胎冷凍、卵巢組織冷凍儲存與移植、未成熟卵母細胞體外成熟儲存和使用促性腺激素釋放激素（gonadotropin-releasing hormone，GnRH）類藥物（比如諾雷德）等。

除了打肚皮針，還可在治療前凍卵，可惜當時醫生沒提出凍卵建議，自己也不懂，內心早已恐慌，只想著盡快治療，完全沒考慮到凍卵這回事，很遺憾地錯過了凍卵。

建議有生育需求的患者，與主治醫生溝通後，可諮詢醫院的生殖內分泌科（婦產部）。對於病情較嚴重、急需立刻治療的患者，建議先配合醫生治療，你的生命是首位的。

又延遲了一週才化療，我心中也多了一些擔憂，拖了這麼久再化療是否會影響整體治療的效果？

化療一共 6 個療程，第一個療程時體能比較好，很輕鬆就撐過去了，第二個療程前開始瘋狂脫髮，雖然我有心理準備，提前將齊腰長髮剪至齊肩，可看到滿頭秀髮毫無預兆地大片掉落時，還是會手足無措。

第二個療程結束時，Y 先生帶我去了一家假髮店，剃了光頭，買了一頂最接近之前髮色的假髮。在此建議，一定要提前準備好假髮。

關於購買假髮，可在脫髮前去當地假髮店親自試戴，挑選適合自己的，但通常價格偏高，CP 值較低，可挑選款式有限。也可在網路上購買，可一次多購買幾款，然後挑選適合自己的款式。

如果想保護頭髮，避免脫髮，可提前告知醫生。身邊有戰友選擇護髮，化療全程都是進口化療藥物，確實沒有脫髮，但進口化療藥物很多都是自費，療程花費不貲，有經濟能力的患者可以選擇。

隨著科技進步，現在有一款被稱為「冰帽」的產品，能減少脫髮，但不能防止脫髮。

美國食品藥物管理局於 2015 年批准冰帽用於化療患者緩解脫髮，許多權威醫學雜誌也刊登了冰帽緩解化療脫髮的案例研究。根據 2015 年美國臨床腫瘤醫學會（American Society of Clinical Oncology，ASCO） 公布的資料，對 122 名處於臨床 II 期乳癌患者進行冰帽冷療試驗，於化療結束後 1 個月進行統計，佩戴冰帽脫髮量 $\leq$ 50%的患者數量達到 70.29%。

冰帽緩解化療患者脫髮的原理：低溫使頭皮血管收縮，

降低頭皮血流量，從而減少到達頭皮的化療藥物總量；低溫降低頭皮毛囊細胞代謝速度，減少其對化療藥物的吸收，從而減輕毛囊細胞對化療藥物毒性的敏感性。

很快整個治療過程就結束了，在家休息了一個月，我便去上班了。我盡量把自己當作正常人，正常工作，盡快融入社會大家庭。

復發與治療，越挫越勇

1. 還是復發了，徹底崩潰絕望

2016 年 11 月底，術後已近兩年，頭髮已長至齊肩，我突然又有種嗜睡卻總是睡不好的感覺。剛好我又去醫院做了一次全面複查，除了腋下有一顆大小為 5 毫米 ×4 毫米的小淋巴結外，一切正常。

看見超音波報告上寫著「小淋巴結，性質待定」，我再次慌亂，心一下子跌入谷底，醫生說沒法確認性質，只能繼續觀察。

我只能惴惴不安地回家，心有忐忑卻也無可奈何。那段時間，剛好參加了學校元旦晚會的一個舞蹈表演，我試著每天多練習舞蹈來抵抗睡意。

2017 年 3 月，新學期開學，天氣變潮溼，屋內有很重的

霉味，一進房間我便咳嗽不止，一進教室也會咳嗽連連，吃比較辣的菜會咳得劇烈，開空調吹了風也會引起咳嗽。再次去回診，小淋巴結大小未變，身體指標一切正常。

檢查結果正常，我也未把咳嗽當回事，只以為是普通感冒引起的呼吸道感染，對外界刺激比較敏感。可咳嗽越來越嚴重，心有不安，去醫院看了呼吸胸腔科，醫生開了藥，吃上一週，也就不咳嗽了。

我依舊每隔 3 個月複查一次，每一次身體指標都正常，腋下小淋巴結大小無變化，醫生說可能是良性的。

人或許總是容易好了傷疤忘了疼，我又開始拚命工作了，想提高班級成績，想獲得優良教師評鑑，每天晚上我都會帶作業回家批改，一整天精神都處於緊繃狀態，還總覺得全身刺痛。我去看了神經內科，醫生說是周圍神經炎，開了些營養神經的維生素。

回想起 2017 年，似乎預感到身體有恙，經常神經兮兮地去醫院看醫生、做檢查，可每次檢查結果都是正常。

2018 年 3 月底，複查發現雙肺多發小結節，高度懷疑轉移瘤。剛好術後 3 年 3 個月，本以為這次能安然度過 3 年危險期，還暢想著未來的美好生活，可結果卻是再次跌入深淵，絕望、崩潰，內心無比失落，很難想像，就這麼一瞬間，我已是晚期患者，餘生不長，可我明明才 30 歲而已。

2014 年底發現病情時，我不怕，因為是早期，有治癒可能，可這一次，我徹底絕望了，晚期，不可治癒。人生再次陷入谷底。

　Y 先生帶著我再次踏上求醫之路。醫生建議做 PET（正子斷層掃描檢查）檢視全身情況，結果顯示，只是肺部有多發轉移瘤。此時，我反倒有一絲慶幸，還好，只是肺部。化療四期後，繼續進行荷爾蒙治療。

2. 隱瞞父母，也曾遭遇婚姻危機

　這一次，我還是決定暫時隱瞞著父母，怕父母胡思亂想，每天處於可能失去我的恐懼狀態。

　戴上假髮，與母親視訊，母親似乎發覺了什麼，追問我是不是有事瞞著她，我安慰道，只是換了髮型而已，別多想。

　那段時間，3 歲的小姪女也總是跟她的朋友說要去姑姑家。小姪女那麼小，以前從未這麼說過，偏偏在我治療的那段時間反覆提到。母親學給我聽，我忍住沒哭，心想著，或許親人之間還是有些心靈感應的吧。

　我曾見過遭遇病魔的未婚女性無奈被分手，也遇過為丈夫生兒育女的已婚女性因病被無情拋棄。

　而我，已婚未育，婚前已患病，與 Y 先生本就是異地，現在病情復發，到他所在的城市工作已不敢奢想，生育計畫也是遙遙無期，不知情的公婆還一直催著期盼抱孫子，Y 先

生又很孝順、體貼父母。我與 Y 先生之間，看不到未來，我只會拖累他。

「我應該離開你，對你我都好。」我多次在 Y 先生面前如此說。那時，我心裡確實也是這麼想的，已經拖累他一次，不能再繼續拖累這個人，可卻又捨不得離開他，心有糾結、猶豫，卻還是想暗示他離開我。

心照不宣，終於攤牌，我們決定和平分手。趁他熟睡，我叫了計程車，把他那裡屬於我的東西全部打包帶走。

本來說好讓他送我回去，可我不想再麻煩他了。

待我回到我的城市，Y 先生打來電話，聲音裡聽出了傷感，他跟我聊了很久，分析目前我們之間的所有問題，探討有沒有解決辦法。

最後發現，主要的還是生育問題，異地還好，有車可以來回跑。然後 Y 先生分析道，其實他也不急著養育孩子，之前主要是想給父母一個交代，現在，他只能讓父母傷心一下，等我情況穩定了再考慮生育，而且我懷孕還有風險，他說以後可以做試管嬰兒，然後考慮代孕。

這麼一分析才發現，我們之間已無不可調解的問題。

自那天以後，Y 先生變得更加包容、遷就我了，以前還會因為我的一些小缺點、小毛病跟我吵，現在他直接忽視這些小問題。我也算因禍得福吧。

3. 與癌共存，向死而生

之後每 3 個月複查一次，肺部的最大結節一直在縮小，其餘指標都正常。我又有了戰勝癌症的信心，唯願激素藥物能一直有效，產生藥物耐受性的那一天請晚一點、再晚一點到來，最好永遠不要到來。與癌共存，向死而生，過好活著的每一天。

醫學在進步，新藥、新療法層出不窮，或許某一天，癌症是可以治癒的。但是新藥新療法都要花很多錢，所以我要努力賺錢，多多存錢，人生又有了新目標。

可如果真的有無可奈何的一天，那就好好告別吧，不留遺憾，不過，在這之前，我一定要好好地活著。

Y 先生也一直密切關注著乳癌新療法，他說想把我治好。

2019 年假期我回老家，這一次，我為姐妹們準備了護手霜，送小孩子們小玩具，並主動約親朋好友聊天、打牌、聚餐。能回家真好，看見他們真好，一切都挺好。我要繼續努力，與癌共存，向死而生！

婚姻與生育問題

1. 關於婚姻與生育的思考

關於婚姻，我覺得夫妻之間要盡量多溝通，分析問題，解決問題。他願意陪你渡劫，那便感恩，好好活著，以報他的不棄之恩；他不願陪你，那便瀟灑放手，不怨不氣，把對他的那份愛轉移到愛自己吧，要更好地愛自己。

我因病結識了小樺，小樺 34 歲那年患了乳癌，當時她已生育一兒一女，可她的丈夫卻因她生病迅速離開了她，連孩子都不要了。一個身患重疾的女性，日子很難，那時的她很絕望，可她在家人的陪伴下完成治療並已康復 8 年，現在她正常上班，養育一對兒女，還經常去醫院做義工，幫助那些剛檢查出乳癌的患者解開心結，積極治療。

時間是一劑良藥，即使真的離婚，也要盡快走出來，保持良好心態，戰勝病魔。就像小樺一樣，在某一天，你會突然發現，一切都很美好。

生育方面，建議諮詢醫生，過了危險期再考慮生育。當然，也有極少數幸運的人，患病治療後快速結婚生子。

病友小嚴，跟我一樣的年齡，2013 年檢查出乳癌，當時未婚，連男朋友都沒有。可她卻在 2015 年順利產下一子，且母子平安。得知她生育後，我跟她聊了很多，她告訴我，

她老公是她生病後才認識的，沒有嫌棄她生病，反而跟她結婚，她很感激，所以很想拚一下命為他生孩子。

小嚴是私自停藥懷孕的，沒有諮詢醫生，這種行為很危險，她只是僥倖，賭贏了，可若賭輸了，就會賠上自己的命，所以我個人並不建議大家仿效小嚴。

但小嚴的事鼓舞了我，也鼓舞了我身邊很多未婚未育的病友。以小嚴為例只是想告訴大家，這個世界會有奇蹟發生，但在奇蹟到來前，請先保證自己已經安全了。

當然，也不是每一位年輕乳癌患者都必須要生育，選擇在於自己。一位朋友的表姐也患了乳癌，術後兩年骨轉移，目前已 8 年，狀態很好，丈夫不離不棄，二人也不想要孩子，有時間便一起去旅遊。

2. 妊娠時機的選擇要慎重

乳癌患者復發高峰期在術後 3 年內，少部分發生在根治後 5 年之內。根治術後如果 5 年內不復發，再次復發的可能性就很小了。

建議年輕乳癌患者過了復發危險年限後再考慮懷孕，一般認為輔助化療結束後 2 ～ 3 年可以考慮懷孕，但高風險患者需要 5 年甚至更久，才可考慮。

為避免放化療等一系列治療對胎兒造成的健康風險，一般建議在停止治療 6 個月以後再實施生育計畫。

對於未完成荷爾蒙治療療程卻中途生育的患者，強烈建議分娩後繼續完成荷爾蒙治療。

康復鍛鍊

康復原則：規律作息，均衡飲食，適量運動，保持樂觀心態，一切貴在堅持。

「為什麼我會得癌症？為什麼是我？」相信每一位戰友都曾疑惑並反覆思索過這個問題。可癌症的形成是一個很複雜的過程，外界因素引起基因突變，基因突變累積導致細胞增殖失控。

Q姐告訴我，相同的行為總是會導致相同的結果，要學會改變，從各個方面去改變。

對，我要改變，從睡眠、飲食、運動和心情等各個方面去改變。

1. 健康規律作息，不熬夜

年輕人不要老熬夜！

對於患者，更加不能熬夜！

早在 2007 年，國際癌症研究機構（International Agency for Research on Cancer，IARC）已經把「熬夜加班」定義為 2A 級致癌因素。

來自美國、加拿大的幾項研究顯示：長期熬夜或生理時鐘紊亂的人群，肺癌、乳癌和卵巢癌等一系列癌症的發病機率分別增加 2 ～ 3 倍。

　那麼，多晚睡算熬夜呢？

　首先需要弄明白，睡眠有兩個重點：要規律，要睡夠。只要滿足這兩個條件，那就不算熬夜。

　例如：凌晨 3 點睡，中午 11 點起床算熬夜嗎？

　如果你一直都是凌晨 3 點睡，中午 11 點起，那就滿足規律作息和睡夠兩個方面，這種情況就不算熬夜，只能說是晚睡晚起，只要保證睡眠時間足夠，睡眠品質好，晚睡沒什麼問題。

　可如果你是凌晨 3 點睡，卻必須 8 點起床，那就是晚睡早起，算熬夜。

　即使滿足了「有規律」這個條件，但睡 5 個小時，離「睡得夠」［成人需睡（8±1）小時］還差很遠。

　「規律作息」不等於簡單的「早睡早起」，只要作息規律，睡眠品質好，每天精力充沛，就不必擔心。這就是你的生理時鐘。

　我們要避免頻繁改變作息節奏，避免長期熬夜，這會擾亂生理時鐘。有研究發現，生理時鐘紊亂不僅會增加罹癌機率，還會讓癌症更惡性，耐藥性更強，患者壽命更短。

2. 營養均衡，多吃蔬菜、水果和穀物

乳癌患者到底什麼能吃，什麼不能吃呢？其實在飲食方面並無太多硬性規定，總體原則：合理搭配，營養均衡、豐富、全面。

（1）ASCO 指南建議：乳癌患者應保持多蔬菜、水果、穀物和豆類，低飽和脂肪，限制酒精的飲食方式。

① 食物多樣，穀物為主：不同食物所含的營養成分不同，每日膳食必須由多種食物適當搭配。

穀類是人體中能量的主要來源，每人每天應該吃 250 ～ 400 克，建議量是以原料的生重計算。

② 多吃蔬菜、水果：美國癌症學院推薦每日 5 份蔬果，相當於 5 個水果和 500 克蔬菜。

③ 常吃奶類、豆類：建議每天吃相當於鮮奶 300 克的奶類及奶製品，以及相當於乾豆 30 ～ 50 克的大豆及其製品。

關於「女性常喝豆漿會導致乳癌」的說法一直在網路上流傳，受此影響，一部分患者不敢喝豆漿，甚至不吃豆類食物。事實上，豆類中含有的「異黃酮」只是與人體雌激素的化學結構相近，才被稱為植物雌激素，但植物雌激素和人體雌激素並不是一回事。

目前的研究沒有發現大豆製品會導致乳癌，恰恰相反，食用大豆還有可能減少乳癌發生。例如，日本的一項研究發

現，更年期婦女食用大豆製品（包括豆腐、豆漿等），患乳癌的風險能降低 30%。

更有學者早在 2009 年便對女性乳癌患者進行了研究，發現吃豆製品可顯著降低乳癌患者的復發率和死亡率，該研究結果發表在美國權威醫學雜誌《美國醫學會雜誌》（*JAMA: The Journal of the American Medical Association*）上。

因此，豆製品是可以放心食用的。

④低脂肪飲食：低脂、低熱量的飲食結構對乳癌的預防和治療有積極的影響，患者應注意避免高脂飲食，同時應盡量避免反式脂肪酸的攝取。

⑤少油少鹽，控糖限酒：推薦患者適量飲茶，綠茶對患者有保護作用，但要注意白天飲茶、飯後喝茶。

（2）常吃適量魚、家禽、蛋和瘦肉，少吃肥肉和葷油、動物內臟：對於乳癌患者，可在此基礎上進一步參考 NCCN 指南建議，限制紅肉（豬肉、牛肉和羊肉等），避免加工肉品（火腿、香腸和醃肉等），多吃白肉（魚肉、禽肉以及部分海產品），每週推薦白肉 2 ～ 4 次，每次 50 ～ 100 克。

（3）雌激素受體陽性乳癌患者飲食禁忌：70%左右的乳癌是雌激素依賴型，雌激素會促進乳癌細胞增殖。

建議激素依賴的乳癌患者不要服用蜂王乳、人蔘、西洋參、鹿茸、蜂膠、燕窩、紫河車（人的胎盤）、蛤蟆膏（雌

蛤蟆輸卵管附近的脂肪）、雪蛤（林蛙的輸卵管）和雪蛤膏（雌性林蛙的輸卵管和卵巢、脂狀物）等保健品。

有些用來「滋陰」的中草藥中也含有激素，應當避免食用。比如，柴胡裡的柴胡皂苷、杜仲裡的黃酮類化合物，在體外和動物實驗中都能檢測到雌激素活性。

其他不確定能否食用的食品，建議諮詢主治醫生以及營養師的意見。

（4）化療、康復期用藥等不同階段飲食禁忌

①化療期間，不建議食用葡萄柚、葡萄柚汁，化療藥物依託泊苷（etoposide）的代謝會受葡萄柚影響。

②服用標靶藥物期間，建議不要食用葡萄柚、苦橙、楊桃和石榴這些水果，相應的果汁飲品也不要喝。因為這些水果含有呋喃香豆素類化合物、柚皮苷和類黃酮化合物柑橘素等，會抑制肝和腸道中 CYP3A4 酶（細胞色素 P4503A4 酶）的活性，干擾藥物的代謝，影響藥物的療效，甚至會使藥物無法及時排出體外，長時間高劑量停留在血液中，引起嚴重的副作用。

尤其是葡萄柚，服用大部分標靶藥物期間都需避食。

乳癌患者所服用的內分泌藥物泰莫西芬和依西美坦等，都需要經過 CYP3A4 酶代謝；標靶藥物帕博西尼（Palboci-clib）和奧拉帕尼（Olaparib）等主要也是透過 CYP3A 酶介導代謝。

建議服用內分泌藥物和靶向藥的患者在服藥期間不要食用上述幾種水果。

另外，服藥前，需仔細閱讀說明書，看清藥物的禁忌，或諮詢醫生有何飲食禁忌。

③有研究認為，薑黃素補充劑會降低泰莫西芬的療效，因此，服用泰莫西芬時不建議服用薑黃素補充劑。

3. 選擇適合自己的運動方式，適當運動

NCCN 指南建議：每週進行至少 150 分鐘中等強度的有氧運動（大致為每週 5 次，每次 30 分鐘）或 75 分鐘高強度的運動，每週進行 2 ～ 3 次重量訓練；避免久坐不動，平日可做一些日常活動，如上下樓梯、走路等。

大量研究顯示，患者在確診乳癌後經常鍛鍊，使乳癌的死亡率降低了近 30％。運動不僅能抑制乳癌細胞的增殖，還可以顯著減弱其形成腫瘤的能力。

運動強度和時間長短需要根據患者的身體情況量力而行，尤其是 50 歲以上或心臟情況不好的患者，不建議強度過大的運動。

必要時，需諮詢醫生或尋求專業的復健科醫師制定運動方案。

4. 保持良好、愉悅的心情和樂觀的心態

「談癌色變」，初診患病時，患者會焦慮不安、崩潰絕望，感覺自己的人生徹底完蛋了；1/3 的腫瘤患者都是被自己「嚇」死的。這些負面情緒並不利於患者的康復，事已至此，患者應當在崩潰大哭後盡快調整心態，接受患病的事實，並積極治療。

其實乳癌並不像大多數癌症那麼可怕，乳癌的整體 5 年存活率 也很高，在美國是 90.2％，在臺灣是 85％。大多數乳癌是可以治癒的，尤其是早期患者，經過正規、積極治療後，5 年存活率高達 96％。

我們完全可以把它當成一種普通的慢性疾病來看待，類似於高血壓、糖尿病等，患者應當放鬆心情，以樂觀、良好的心態積極對抗疾病。

找人傾訴、培養新的興趣愛好以及重新投入工作中，都有助於克服痛苦、絕望等負面情緒。

也可以參加一些病友互助聚會，你的心情與感受或許只有遭遇同樣經歷的病友才能理解，病友之間可以相互鼓勵和支持，共同取暖，共同抗癌。

必要時還可以進行心理諮商，接受更專業的指導。

5. 乳癌患者能用化妝品嗎？

乳癌患者能用化妝品，但雌激素受體陽性患者要注意，在選用護膚品與化妝品時，需避開含有雌激素、胎盤素、對羥基苯甲酸酯類物質、二苯基甲酮、雙酚 A、氯酚、對苯二甲酸酯、鄰苯二甲酸酯、水楊酸甲酯以及多環麝香等成分的產品。

上述提及的對羥基苯甲酸酯、二苯甲酮、雙酚 A 和氯酚等成分都屬於雌激素內分泌干擾物，可能會誘導雌激素效應，促進乳癌細胞增殖。

購買個人洗護用品時，建議選用國家認證檢驗合格、有品質保證的產品，並盡量避開上述提及的幾種成分。

治療建議

有幾點建議，寫給同為戰友的你們以及你們的守護者。

（1）選擇正規醫院科學、正規治療，切勿諱疾忌醫、逃避或放棄治療，切勿輕信神醫、大師。

這一點尤其重要，放在第一點，希望能引起患者和家屬的注意。

2019 年上半年，我所在的城市有 3 位乳癌患者去看所謂的「神醫」，神醫說 3 個月一定治好，可結果是慘烈的，一

位患者已失去生命，一位已瀕臨死亡，最後一位後悔莫及，病情惡化後正在準備治療。還有兩位患者去聽講座，回來後每天只吃地瓜、喝鹽水，不吃其他任何東西並放棄所有治療，結果這兩位也遺憾離世。

去看神醫的 3 位患者我並不認識，可後面兩位吃地瓜餐的患者，我與她們熟識；她們若是選擇了正規治療，或許現在還能好好的吧。生命無常，為她們感到惋惜。上面的例子都是真人真事，都是透過 Q 姐發文闢謠、鼓勵正規治療而得知的。

（2）不要輕信抗癌保健品以及民間偏方。

目前市場上並不存在能抗癌的保健品，想依靠冬蟲夏草、靈芝孢子粉和青汁等保健品抗癌，非常不可靠。

網路上曾有人開玩笑道：這些保健品都是用來證明——我傻！我錢多！我有孝心！

建議配合醫生正規治療，以後用錢的地方還很多，省下購買保健品的錢用在關鍵地方。

若有患者想要依靠中醫中藥調理身體、緩解疼痛和焦慮，建議到正規中醫院找正規中醫診治。

（3）化療期間要加強營養。

化療的副作用之一就是噁心、嘔吐，患者通常會因食欲不佳缺乏營養，導致身體虛弱，甚至病情加重。

在化療期間，患者一定要堅持吃飯，加強營養，有力氣的還可適當走動一下，增強體能，有助於完成所有的治療。老王是我在醫院認識的一位病友，她在化療期間總是帶上煮粥的小電鍋，自己熬粥，配上鹹菜，每次能吃一大碗，還又送我一大碗。我告訴她不要吃鹹菜，她卻無所謂地回道，鹹菜有味道，下飯，少吃一點沒事的。每次輸完當天的化療藥物，她不僅能自己動手熬粥，而且還有力氣在醫院的走廊裡走動。而我，與她截然相反，化療的那三天三夜，我什麼都吃不下，嘔吐也比較嚴重，躺在床上虛弱無力。老王在治療結束一年後便迅速投入工作當中，目前已經康復 5 年，狀態很好。現在想來，治療期間，若是能像老王那樣，能吃下飯，並適當走動一下，體力會更好一些，更有助於治療吧。

　　想要緩解噁心、嘔吐，可嘗試口中含薑片、喝薑汁汽水、聞檸檬或放鬆舒緩心情等方法。胃口不佳不想進食時，可以少量多餐，對於油膩的燉湯喝不下、聞著就想吐的患者，可嘗試蒸雞蛋、溫熱牛奶或粥等流質食物，或服用一些高蛋白營養補充劑，例如速愈素、蛋白粉等。

　　（4）多用積極、正面的抗癌勇士的例子鼓勵患者。

　　比如宋美齡，據說她在 40 歲時查出乳癌，術後沒過幾年就復發了，然後再次手術，最終一直活到了 105 歲。

　　伊莉莎白・福特（Elizabeth Ford）是美國第 38 任總統福

特（Gerald Ford）的夫人，55 歲時接受了乳癌切除手術，享年 93 歲。

秀蘭·鄧波爾（Shirley Temple），42 歲時查出乳癌，做了切除手術，然後一直活到了 85 歲。

我身邊也有不少抗癌勇士。Q 姐 2011 年查出乳癌，已康復 8 年；老王 2014 年查出乳癌，已康復 5 年；還有很多戰友，默默抗癌十幾年，甚至幾十年。

患者要多多活用積極的心理暗示，堅信自己一定會康復，切勿沉淪於消極情緒。

即便是再次復發，悲觀絕望後，還是要重拾信心，積極應戰癌症，正如某位醫生曾告訴我的，治療方法還是有很多的。

（5）家屬與患者需要相互理解，多溝通。

家屬是患者的堅強後盾，首先要保證自己身心健康，不被疾病嚇倒，才能更好地照顧患者，理解患者的情緒變化，包容患者的小脾氣。

絕大多數癌症患者在得知可能患病時，首先會懷疑、否認，此時，需要家屬陪同，讓患者積極配合進一步的檢查，並安撫患者，讓患者不要胡思亂想。待檢查結果出來，確診是癌症時，患者通常會絕望、恐懼，甚至崩潰，逃避治療，家屬需安慰患者，告訴患者癌症有治癒可能，講一些抗癌勇

士的例子鼓勵患者；參加病友互助會，讓抗癌成功的病友與患者交流；解開患者心結，讓患者積極配合治療，樹立戰勝癌症的堅定信心。當患者逐漸接受患病事實，表現出要好好活下去，要戰勝癌症時，家屬也要在精神、生活和經濟各方面支持患者，盡量讓患者安心治病。精神上鼓勵患者；飲食上加強營養、同時又要盡量符合患者口味；生活上照顧好患者，避免因化療白血球低而引起感冒發燒；經濟上若有困難，可以嘗試申請急難救助等等社會救濟管道來協助。

需注意的是，在治療期間，一系列的副作用會帶來身體上的不適，可能會讓患者煩躁、易怒。此時，家屬需要多一些體諒和耐心。即便是從來不會頂撞父母、一向是乖乖女的我，在生病治療期間，脾氣也會變得暴躁易怒，偶爾拒絕父母的好意、傷了父母的心，現在想來，很是後悔。

當然，家屬也不容易，備受精神、經濟壓力，患者也應當盡快調整心態，配合醫生積極治療，讓家屬安心。

（6）術後堅持體能鍛鍊。

對於清掃了腋下淋巴結的患者，術後患肢淋巴結易水腫，應在護理師的指導下，堅持功能鍛鍊。

具體步驟護理師會教，網路上也有很多教學，以下僅供參考。

1. 術後 24 小時，練習伸指、握拳動作；
2. 術後 1 ～ 3 天，鍛鍊手和腕部；
3. 根據傷口的癒合情況，逐步進行屈肘、屈腕、前臂伸屈，抬高患肢，摸對側耳廓、對側肩，爬牆練習等。

在日常生活中，還要注意保護患肢，避免患肢讓量血壓、抽血和點滴，勿提超過 5 公斤的重物。

（7）了解藥物副作用，並在醫生的指導下，預防、減輕副作用。

①服用泰莫西芬的患者，少數會出現子宮內膜增厚，這是藥物的正常反應，不必擔心，只要子宮內膜的厚度在 19 毫米（正常範圍是 4 ～ 10 毫米）以下都可以接受。患者根據自身情況，定期做超音波檢查即可，建議每年做 1 次陰道超音波，檢視子宮內膜厚度以及卵巢有無囊腫。

②服用芳香環酶抑製劑（復乳納、安美達錠和依西美坦）的患者，建議補鈣。上述幾種藥物會造成鈣質流失、骨質疏鬆，甚至骨折，正確補鈣能夠緩解這些問題。首選食物補鈣，飲食上可以選擇含鈣量高的奶製品（牛奶、優酪乳等）、豆製品和深色綠葉蔬菜等。若很難從食物中獲取足夠的鈣，可以選擇鈣補充劑，補鈣同時應補充維生素 D（能促進腸道對鈣的吸收）。我服用的是鈣爾奇（碳酸鈣 D3 片），Q 姐和有些朋友服用的是骨化三醇，建議諮詢醫生進行選

擇。補鈣的最佳時間是餐後 1 小時左右，或睡前 1 小時。

另外，每日應保證 30 分鐘戶外鍛鍊，陽光照射有助於提高維生素 D3 活性。必要時可每年做一次骨質密度檢查以檢視骨質密度情況。

需注意的是，補鈣要適量，鈣過量會增加心肌梗塞的風險，還會引起肌肉疼痛和腎結石等。

③復乳納和依西美坦還會帶來高脂血症，建議定期複查血脂，飲食上選擇低膽固醇、低脂、低熱量且高纖維食物，適當鍛鍊身體。高脂血症患者攝取過量的飽和脂肪酸，會導致冠狀動脈粥狀硬化，引起血栓，必要時可在醫生的指導下給予藥物治療。

④年輕患者在使用卵巢去勢藥物（肚皮針戈舍瑞林、亮丙瑞林等）時，若出現性欲低下、陰道乾燥等症狀，可使用潤滑液改善，建議選擇正規生產的產品，安全且有品質保證。

其他藥物的副作用以及應對措施，建議仔細閱讀藥物說明書，並諮詢醫生。

8. 按時複查

醫學建議，術後前 2 年，每 3 個月複查一次；第 3 ～ 5 年，每 6 個月複查一次；5 年後，每 12 個月複查一次。以下複查專案僅供參考，具體需諮詢醫生。

檢查部位	抽血檢查（空腹）	乳腺	頸部、鎖骨上方以及腋下淋巴結	腹部（肝膽脾腎、子宮與卵巢）	肺部	腦部	骨骼
檢查項目	血常規、血脂、肝功能、腎功能及性激素	超音波、核磁共振或 X 光	超音波	超音波	CT、X光檢查	核磁共振、CT	骨骼掃描、胸部CT時骨開窗

注意，檢查肺部用 CT 比 X 光和核磁共振要清晰，腦部用核磁共振比 CT 要清晰，必要時可做進一步的檢查。

一定要定期複查，若是情況有變，早發現、早治療，若是複查一切正常，也能安下心來。

9. 盡可能重返工作職位

治療結束後，患者應當盡量回到治療前正常的工作、生活中去，忘掉自己是腫瘤患者，像正常人一樣工作、生活，但需注意工作上要避免勞累和壓力。生活中，患者還可以堅持運動、培養一些興趣愛好，散步、快走、慢跑、唱歌和繪畫等，制定小目標，把注意力放在自己感興趣的地方，有助於腫瘤康復。

10. 推薦書籍

（1）李治中的癌症科普書籍：《癌症・真相：醫生也在讀》和《癌症・新知：科學終結恐慌》。

最新版《NCCN 乳癌臨床實踐指南》。

患者或家屬透過閱讀這些書籍，可以了解疾病相關知識。癌症可以治癒嗎？分期如何？有哪些治療方式？ 5 年存活率如何？在書籍中能尋求到你想要的答案。

了解多了，就不會感到無助、恐慌，也能更好地跟醫生溝通、交流，配合醫生尋求最合適的治療方案。

（2）李開復的《我修的死亡學分》。看看抗癌勇士的抗癌歷程，增強信心。

（3）保羅·卡拉尼提（Paul Kalanithi）的《當呼吸化為空氣》（*When Breath Becomes Air*），認知生存和死亡的意義。

11. 相信醫生但不完全依賴醫生，多與醫生溝通

主治醫生通常要負責很多患者，還要做手術、參加門診和學術會議等，並沒有太多時間停留在一個患者身上，所以患者（或家屬）要了解病情，了解最新的治療方案，多與醫生溝通交流。

12. 必要時，建議做基因檢測

我曾於 2014 年底取腫瘤組織做基因檢測，檢測報告顯示存在 FGFR1 基因擴增突變，可能對泰莫西芬耐藥。雖然只是可能，但看到耐藥二字我心裡還是有些擔憂。後來偶然拜讀了網路文章上關於 FGFR 通道啟用會導致乳癌患者對內分泌

耐藥的觀點，深感認同，在此強調一下，希望能引起部分病
友的注意。

FGFR/FGF 基因通道啟用可導致乳癌患者對荷爾蒙治療
藥物、CDK4/6 抑制劑帕博西尼以及 HER2 陽性患者的標靶治
療藥物等耐藥。而 FGFR 基因突變、FGFR 基因擴增以及 FGF
基因擴增，都有可能啟用 FGFR 基因通道，需專業人士分析。
必要時可進行基因檢測，若出現 FGFR 基因通道被啟用，治療
上可嘗試新增 FGFR 抑制劑，有條件的可使用厄達替尼（Er-
dafitinib），沒有條件的可以選擇樂伐替尼（Lenvatinib）。

若有患者需要做基因檢測，請多方諮詢醫師和比較後再
做決定。

13. 必要時可嘗試參加臨床試驗

臨床試驗屬於實驗性的治療方案，不保證一定會有效
果，但它能為患者帶來一線生機和希望。

患者若需要且有意願參加臨床試驗，可諮詢自己的主治
醫生。

（本文作者：暖心）

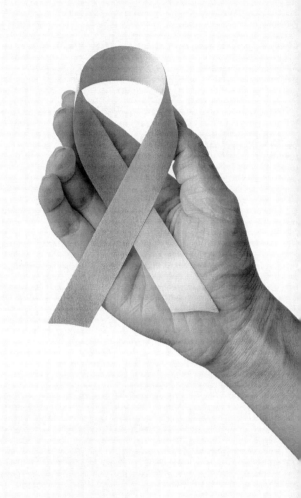

寫在第八年

初發 8 年，轉移也有 7 年多了。山一程水一程，跌跌撞撞地一路走來，風雨常伴，愛和支持也如影相隨。

與乳癌狹路相逢

那年我 24 歲 2 個月，洗澡時偶然間摸到一個腫塊，我以為那是一個和 4 年前長的纖維腺瘤一樣的腫塊，沒什麼大不了的。倘若那個時候對乳癌的宣傳像 8 年後這樣普遍、廣泛，我一定不會耽誤那 5 個月的時間。那時候的我，大學畢業兩年，剛還清了大學學費，遷好戶口。我用自己的錢買下了人生第一臺筆記型電腦。我很開心，覺得這大概就是「天道酬勤」吧。我信心滿滿，努力工作，熱烈地戀愛 —— 一切都是幸福的模樣。

5 個月後的一天，我突然發現這個腫塊長大了，下意識地有些驚慌，便去醫院進一步檢查。醫生拿著探頭在乳房上來來回回地滑動，感覺有點痛。檢查好久，醫生才收起探頭，對我說：「妹妹，你的（腫塊）看起來不太好，呈五角形，要盡快做手術！」什麼？不太好是什麼意思？當時的我並不知道「不太好」是一位醫生的委婉之辭，是一位好心的大姐不願讓我在毫無準備下面對殘酷的現實。我心情有點不太好，偏又個性倔強的，本能地自我安慰，想：或許事情沒

有那麼糟糕。我無所適從地在醫院旁邊的書店，拿起《賈伯斯傳》（*Steve Jobs*）翻了翻，無限悲涼在心底泛開，身體也因為極力忍住淚水而微微顫抖：我真的得了癌症嗎？連靠雙手努力實現幸福的機會都沒有了嗎？

終於等到下午醫生門診。醫生看完報告，一邊在病歷本上「龍飛鳳舞」，一邊對我說：「你這個（腫塊）95％都是不好的，準備住院吧。」我只覺得嗡的一聲，滿臉通紅，腦袋熱熱的，全身的血都衝到腦頂 —— 心底僅存的一絲僥倖被無情擊碎。我嗓子發乾，用僅存的一點理智和邏輯勉強擠出一句話：「接下來怎麼治療呢？大概需要多少錢？需要請幾天假呢？」醫生望了我一眼，又說：「搞不好要全切掉……」突然我覺得眼前的一切已經模糊了，「全切掉」3個字一直在耳邊作響。後來再回憶這一段的時候，我的記憶只有最後的「全切掉」以及站在醫院大廳哭泣的時刻，至於我如何奪門而出，怎麼跑過那一段走廊來到醫院大廳的始終記不起來，彷彿那些都不曾發生過一樣。朋友們說，那一刻一定是太痛苦了，所以大腦出於自我保護機制自動封鎖了！

曾經覺得努力可以掌控的人生被醫生的宣判撕得支離破碎，我站在醫院的大廳，沉浸在巨大的悲傷之中不能自已，任淚雨滂沱。從問診間裡跟出來的兩位護理師站在我身邊，拍著我的背，說著什麼。而我只是想要問問每個路過的人，

一個 24 歲的女孩，心地善良，生活作息規律、健康，她怎麼會得了癌症呢？ 24 歲啊，大好年華，嶄新的人生，老天怎麼捨得讓她得癌症呢？她的工作怎麼辦？她的父母怎麼辦？請你們告訴她，她是不是拿錯劇本，走錯了片場，一覺醒來肯定就能結束這個惡夢？

我哭了好一會兒，並沒有像電視劇演的那樣昏過去或歇斯底里。人的潛力是無窮的，你永遠比自己想像得堅強！這時理科生的理性和與生俱來的求生欲湧入腦海，我收住了眼淚，快速地告訴自己：遇到問題，解決問題才是王道，悲傷解決不了任何事情！並飛快地對當時的情況做了分析：我，一個剛出社會的新鮮人，對乳癌及當前的治療手段一無所知，所以必須做這三件事 —— 解決手術費用，找可信賴的醫生，盡可能地了解乳癌。

我花了約一週的時間，一邊籌集手術費用，一邊上網（找正規的網站諮詢）蒐集和學習乳癌相關資料，然後去另外幾家醫院徵詢權威專家的建議。當我整理好所有資訊，發現我有機會保乳，而且保乳和全切的 5 年存活率基本上相差無幾的時候，我義無反顧地帶上換洗衣物，拿著乳房攝影結果和病歷資料奔赴大醫院。

之後的事實證明，急事慢做讓我贏得了與乳癌對戰的第一場勝利 —— 在腫塊達 2.5cm 並且靠近乳暈的情況下，成功

保乳，做好放化療，邁過抗癌路上第一個坎。而且透過正當
管道（可信的網站資訊、醫療資料、已經經歷過的病友）認
識疾病，向醫生了解疾病當前情況、治療方法等是有助於自
己做醫療選擇的，同時自己也不會因為盲目而陷入深深的恐
懼之中。

第一次轉移來得有點快 —— 兩害相權取其輕

完成手術、放化療後的 4 個月，我開始胸骨痛，就是那
種持續性的鈍痛，深呼吸痛，咳嗽也痛，一直不見好轉。因
為結束全身治療後的時間太短，而且從報告上看，醫生覺得
像放療後引起的，建議定期回診。直到第二年胸壁上冒出了
一個時不時有點癢的黃豆大小的腫塊，做細針抽吸，抽出少
量癌細胞。醫生馬上安排全身骨骼掃描及其他檢查，確定胸
壁一處轉移伴隨多處骨轉移。

我立在門診大樓下面，拿著骨骼掃描報告的手顫抖著，
心情沉重，欲哭無淚，一遍又一遍地問剛剛逃出生天的自
己：我會死嗎？

好半晌，我才鼓起勇氣去找醫生，醫生緩緩地說：「其
實骨轉移是轉移中最輕的一種！」什麼？我那潛在的「粗
神經」立刻醒來，劫後餘生般吃了頓大餐，高高興興回家去

了。我一直以為「神經大條」是上天給我的一個缺點，可放在這個處境裡，不得不說，它像我的守護神，保護我的心靈遲鈍而不備受傷害，也讓我即使在困頓之中仍能看到一點堅持下去的希望。就像我做化療的時候總是一心盼著快點穩定，不要化療了，自動不管「化療也許沒有作用」這一可能性一樣，整個化療過程對我來說「志在必好」又有盼望。我想，人生還是需要這種「大條」吧。

門診手術移除胸壁腫塊後，醫生又安排我會診討論治療方案。一群專家經過一個上午漫長的討論，給我兩個建議：

（1）紫杉醇化療＋諾雷德＋擇泰（Aclasta）

快速的骨轉移和胸壁腫塊顯示需要全身治療，用諾雷德進一步降低雌激素，以擇泰保護骨骼，全身治療，打擊癌細胞。每個月超過四萬元的治療費用。

（2）入組臨床試驗

入組臨床試驗先要進行卵巢摘除術，除了擇泰是自己支付，其餘費用由試驗組承擔；而且臨床試驗若是失敗，還可以採取紫杉醇化療的方案，但是用過紫杉醇後就不能再入臨床試驗組。

高昂的費用面前，我該怎樣在生的機會和人生是否存在缺憾之間抉擇？

我謝過醫生，來到醫院噴泉邊養鴿子的小樹林。那裡鮮

有人去，很安靜。我坐在石凳上，想起前幾天和護理長說：如果是對病情有幫助，拿掉卵巢也沒有關係。誰能想到我不幸言中。雖然我性格大大咧咧，沒有太多似水柔情，卻不妨礙我喜歡小孩子。卵巢拿掉之後，此生我將與自己的孩子無緣，永遠失去了成為母親的權利，永遠也體會不到孕育生命的辛苦和幸福。姐姐們表示她們會盡量想辦法支付昂貴的醫藥費，來換取我將來做母親的可能。可是正如護士長說的：「只有活著才有希望，一切才有可能，」不是嗎？若是不拿掉卵巢，每個月高昂的醫療費，身無分文的我根本無力承擔，靠著親朋好友又能撐多久？是要撐到大家都債臺高築嗎？更重要的是入組臨床試驗，我能多一種選擇……雖然心裡血流如注，卻不得不告訴醫生我願意參加臨床試驗，在婦產科諮詢中心申請表示自願進行「卵巢切除」手術。

我把未來的一部分幸福賭在了當下，為自己贏得了 15 個月的喘息機會。後來的轉移治療才讓我知道，這平穩的 15 個月對於一個癌症轉移患者是何其寶貴：時間＝機會＝生命！

如果你問我做出這樣的選擇，成為一個不完整的女人，會不會感到有些遺憾，我想跟你說：人生就是這樣。不是所有的事情你都能掌控，不是所有的幸福你都能得到。魚和熊掌從來都是不可兼得，得到了最想要的已經是滿足奢求了。沒有機會要自己的孩子固然有遺憾，但我卻能更久地做我父

母的孩子，陪伴父母，未嘗不是一種幸福。況且，女人之所以是女人，在於女人像母親一樣堅韌，像母親一樣包容，像母親一樣有愛，而不是一個卵巢、一對乳房給予的界定。所以，我從未後悔。

▋ 第二次轉移來得有點凶 —— 從不放棄

卵巢切除後，我進入臨床試驗。後來試驗解盲的時候才發現我的運氣好得不得了，我進入的是兩支法洛德（Faslodex）試驗組，試驗結果也顯示兩支法洛德的效果優於一支法洛德的效果。（所以臨床試驗不盡然都是來當白老鼠的，可以根據自身的需要選擇適合自己的臨床試驗，其實既經濟實惠又能使用先進的藥物。）雖然如此，我也不可避免地耐藥了，病情第二次有了新進展。

當時因為尾椎骨的病灶壓迫，我雙腳無力，走路困難，容易摔跤，總是上了樓就不想下樓，下了樓就不想手腳並用爬上樓。髖骨疼得睡不了覺，吃布洛芬（Ibuprofen）也沒什麼用，大便沒有，小便一點點，一個月瘦了 12 公斤。姐姐建議我買拐杖，還要我每天下樓跑步鍛鍊，對此我是敢怒不敢言，畢竟還得靠她幫我做三餐呢！（後來醫生說，這種腿痛的情況下不要劇烈運動，避免二次受傷！）

首先我自己心情不太好。以前無論何時何地，我都有一份篤定：一定可以活下來。而這一次，我總感覺腳底有點發涼，像是死神的手快要摸到我。我感覺有些累了，又有些絕望：做了那麼多努力，連卵巢都拿掉了，法洛德那麼痛的針我一打就是 15 次，每次打完整個臀部的肌肉都沒有知覺。4 年了，我大大小小的手術做了 4 次，化療、放療我都沒漏掉。除了治病，談不上生活，沒有一個工作能做得長久（每次剛要穩定下來，病情就有波動，需要辭職治療），更不要談人生了。

　　腹部核磁共振結果出來更糟糕，肝臟腫大，瀰漫性結節，還有個大的結節呈「牛眼」徵象。其實當時我沒有意識到這些意味著什麼，只是單純覺得不太好，感覺糟透了！但醫生和護理師都知道：我可能只剩不到 6 個月的生命了！護理長和護理師看著我在走廊上一瘸一拐地拿著討論後的方案去找醫生的背影時，偷偷地跑進會議室抹眼淚，當然這是幾年後我才知道的事情。

　　我對討論後建議化療的方案很牴觸：我不想再承受那麼多痛苦，甚至在痛苦中死去……化療對我免疫系統的傷害也是無法衡量的！我直接了當地對醫生說：「我不想化療，你們先用放療幫我止痛吧！」醫生聽到我說的，有些著急，卻又耐心地解釋化療的必要性。見我很堅決地拒絕化療，無奈

去找來宗醫生。我對宗醫生說：「我現在很痛，已經很久沒睡過好覺了，你們是否可以先幫我止痛呢？」宗醫生聽完我的訴求，馬上打電話給許醫生轉達我的想法。宗醫生掛好電話，說許醫生也希望我化療。聽完，我有些猶豫了，醫生的堅持總是有醫生的道理，他們一定會幫我權衡利弊的，我如此堅持己見會不會太一意孤行呢？

我把想法告訴護理長，護理長簡直氣得七竅生煙：「你要是不化療，你以後就不要來找我了。」說完這句，憤然離去，只留下愣愣的我。幾年來的相處，護理長如姐如友，總能幫我權衡利弊。儘管我相信她，卻依然害怕化療。所以我到底是該化療還是保守治療慢慢放棄？

我不死心，大中午地跑到地下二樓去找許醫生，請許醫生幫忙評估化療的效果。許醫生似乎知道我的來意，於是信心滿滿地說：「你這種情況是一定要化療的。你從來沒用過紫杉醇，綜合你之前的治療情況，我相信這個藥對你很有效果的。」「那我現在很痛怎麼辦？」「你放心好了，這個化療藥一發揮作用，你這個疼痛很快就會好了。」一瞬間，那種「我肯定能活下來」的信心又回來了，我又有了要戰鬥的昂揚鬥志。

後來我靠著這個方案，平穩度過兩年多的時光。化療的間隙我還出去工作，在親朋好友的幫助下存點小錢獨自旅行

了一次。著實要感謝醫生和護理人員們的好言相勸、仁心仁術。後來護理長用她那特有的「譏笑」中摻雜著十足的愛的口氣說，她也沒有想到我像隻烏龜一樣一口氣憋了這麼久！

所以不要一味地拒絕醫生推薦的化療方案，雖然化療是傷敵一千自損八百，但它能贏得時間，也有贏得勝利的希望。就像我一個病友，她當時肝轉移，連續化療一年多，後來用賀癌平單方藥維持，現在三四年過去了，情況很好，帶帶外甥，享受天倫之樂，和姐妹們出去旅行，日子過得羨煞旁人。而且你要相信自己，你絕對沒有自己想像得那麼弱不禁風，自身的修復能力、免疫系統也會和你一起並肩作戰的。最重要的是，有時候不是看見了希望去堅持，而是堅持後才有希望。人生不要輕言放棄，做自己能做的努力，努力到最後一刻！

抗癌之路不是坦途，愛和被愛是我們最強的盾牌

古語說，人生不如意十之八九，復發轉移後的抗癌人生不如意大概是十之九點五吧。

復發轉移後的劇本基本上就是病情變動，然後用藥、控制、耐藥再有變和調整方案，重複循環，而目前主流的治療方式就是化療，全身性的治療。

化療是有副作用的，比如當年打歐洲紫杉醇的時候，3
天吃 60 顆地塞米松（dexamethasone），這個真是堪稱養豬界
的「長得壯」，能讓我一個療程胖 1 公斤多，15 個療程胖了
快 20 公斤。而且歐洲紫杉醇加地塞米松還讓人在化療後的一
個星期中腿腳無力，行走如踩棉花，吃東西味同嚼蠟。我因
此開闢了一個人生的新菜譜——「酸菜魚」，又酸又辣是唯
一能讓當時的舌頭嘗到食物滋味、讓我感覺到人間煙火氣息
的方法了。

比如打吉西他濱（Gemcitabine）加卡鉑（Carboplatin）
的時候，因為嘔吐很劇烈，醫生加了止吐藥。嗯，聽起來止
吐很厲害。實際止吐是抑制腸道蠕動減少反胃的感覺，同時
也會讓人在輸注藥水後的三四天內總有股噁心感，想吐吐不
出，想吃吃不下。而且腸道減少蠕動時，會導致嚴重便祕。
便祕嚴重到什麼程度呢？只想說此生不想再有。以至於後面
我覺得能撐過去的情況下我都不願用止吐藥。

吉西他濱加卡鉑還有個嚴重的副作用就是重度造血功
能抑制。像六七年間化療只打過一次升白針的我，第一輪
的聯合化療就被打趴下了：血小板低到 35×10^9，白血球
1.0×10^9，嗜中性球 0.8×10^9。我連打了 8 天的升白針、升
血小板的針，打得手臂都不認識我了，久久不能忘記那種破
皮的刺痛，現在看見針頭我仍會瑟瑟發抖。更關鍵的是，白

血球和血小板低下，讓我除了去醫院外，其他時間只能躲在家裡，完全困住了那顆放蕩不羈愛自由的心，因為在外面受傷破皮或者內出血都是一件要命的事情。血小板和白血球計數低，還會讓我昏天黑地、沒日沒夜地睡。即使如此，人總還是很疲倦的樣子，眼裡充滿血絲，身體接近「腐朽」的感覺總是揮之不去。這種聯合治療還有個副作用就是「奇癢無比」，半夜會癢醒那種崩潰感暫且不說，出門在外一旦發作，會讓你顧不上大庭廣眾，只想把衣服脫了抓癢。

比如吃依維莫司（Everolimus），口腔潰瘍真是讓人難以忍受。我覺得口腔壁上的潰瘍比舌頭上的潰瘍還更能忍受，舌頭潰瘍的時候一動就痛不欲生，睡覺的時候我總是把舌頭蜷縮在口腔之中，確保懸空，位置不偏不倚，以防碰到。想想真是高難度的動作，平時可能都做不到，更別說保持一晚之久了。不過人會本能地趨利避害，一旦到了那個時候，身體就自動調整到某個狀態，讓你能舒服一些。即便如此小心翼翼，我仍會經常半夜痛醒……

再如打紫杉醇化療的時候，通常要注射異丙嗪（Promethazine）來抗過敏。每次注射完異丙嗪，我絕對是 20 秒後秒睡，一直睡到化療結束還會請求護理師讓我在椅子上再睡會兒，然後瞇著眼睛，靠「強大毅力」驅動兩條腿，機械般地走到車站搭車回家再睡。

　　不得不承認，副作用真的會影響部分生活，影響心情。但好在化療的副作用大都可逆，基本上副作用過後就又恢復如初了。醫生也會根據副作用的大小給予必要的干預，經歷過的病友前輩們也會給出很多已經親身試驗過的好建議。總體來說，這些小問題還是可以克服、承受的。

　　肉體上的疼痛和折磨相信很多人都能撐過去，精神上的打擊卻是最讓人難以承受的。

　　我年輕得病，在心智和修為上並沒有什麼準備，憑著一股執拗堅強度過了生死攸關的時刻後，我並沒有睿智地看破生死世事，還是過著普通人的生活，渴望體面地活著，渴望放手專心工作，渴望被認可……但當我掙扎著從死亡邊界上離開時，發現治病成了生活的全部，我需要親朋好友的照顧、接濟，幾乎成了社會上最弱勢的那一群人中的一個。

　　多次化療，容顏、身形俱改，曾經的衣服裝不下體重暴漲 15 多公斤的身體，緊繃的衣服總讓你時不時有種「衣不蔽體」的局促感；曾經標準、小巧的瓜子臉變成了大餅臉，頂著亂糟糟的假髮走在人群中，在如花似玉的年齡被人叫成「奶奶」我竟無力反駁 —— 形象確實如此！

　　本想透過跑步瘦身健體，一個月後發現病情惡化，大腿股骨病灶因此增大。骨科醫生一度建議為防止骨折，乾脆打鋼釘。於是乎，跑步就被暫時列在禁令之中。換成游泳後，

依然沒躲過病情變化帶來的壞消息，胸壁上的腫塊因病情進展潰破，勉強游了一個半月只好上岸另尋鍛鍊之法了。

隨著年齡漸長，昔日的同學、朋友早已結婚生子、事業有成，自己除了病齡越來越長，無法像年資一樣換錢，還燒錢外，感覺一無所有。尤其在化療和骨轉移導致的腿痛雙重因素之下，身體虛弱到夜晚躺在床上，白天躺在沙發上，天空變成了一窗之大。

所有的心情跟著各種檢查結果起起伏伏，報告上哪怕出現一句新的描述我也要去醫生那兒刨根問底。

我好似整個人被困在了這具皮囊之中，什麼人生的三年、五年計劃，我通通沒有資格去安排，因為我連一個月內的化療時間都無法準確定下來（受血液常規檢查影響）。那些曾經豪情萬丈的為人類、為社會、為親人朋友貢獻的理想，看來就是一個笑話。這種心理的落差、骨感現實與豐滿理想的衝撞，常常讓我沮喪、憂鬱、迷茫，無法不懷疑自己堅持的意義。

或許以上的情緒我可以透過大吃一兩頓調整一下，但你以為你要死了，而且還不止一次面對的感覺更可怕。這就像頭頂一直懸著一把達摩克利斯之劍，不知何時會掉下來 ——那是一種摻雜著深入骨髓的恐懼、壓抑、矛盾、無力以及希望而又有絕望的感覺，像一隻幽靈的手，只在黑暗裡偷襲

你，在你剛剛安心、剛剛穩定的時候偷襲你，日復一日折磨著你時刻要崩潰的心，在孤獨的深夜裡啃噬你，如催淚彈一樣讓你蒙著被子淚流滿面，又無處訴說。有時候真想大聲仰問蒼天：到底要不要讓我死？痛快點好嗎？

對此我想要一醉方休，可笑的是我有肝轉移，醫生再三叮囑不能喝酒以免加重肝臟負擔。很多個深夜我在崩潰中想著放棄，想過多種自我了斷的方法。

我反反覆覆地想了很多遍，始終沒有勇氣邁出這一步。我問自己，是害怕死亡那一瞬間的痛苦嗎？我很肯定自己就是貪生怕死之輩！或許這就是驅動我即使在黯淡無光、幾近絕望的日子裡堅守不放棄的最原始動力。除此以外，多年來支撐我一邊崩潰一邊自癒的還有幾個原因。

1. 一份責任

我出生在一個農村家庭，已經有 4 個孩子的父母親對於我的到來並沒有絲毫嫌棄，一如迎接前 4 個孩子一樣欣喜若狂。過去，在鄉下農村養活五個孩子還是很困難的，更何況家裡還遭遇過重大的變故。父母親沒有別的本事，只是勤勤懇懇地日復一日地耕作。耕作得來有限，餵飽正在成長的五張嘴顯然很難，他們唯有從自己的嘴裡和口袋節省來餵養我們兄弟姐妹。風裡雨裡都將我們帶在身邊，做了世上最好的親子教育，言傳身教教會我們孝順、愛和做人。在同村、同

鄉鎮的許多孩子們早早背上行囊到外地工作，幫助家裡分擔經濟時，我的父母親卻堅持讓我們坐在教室裡接受教育，舉債讓我們上學。老爸說，他相信知識改變命運。有一次癌症復發後，我心情不佳，漸漸有失望放棄之意。60多歲的老父親打電話跟我說，他其實對我們沒有太大的要求，只希望我們身體健康，生活過得去就行。這是我長這麼大，第三次聽見父親哭，第一次是他的孩子之一變成了重症殘疾人，第二次是爺爺過世……。

　　記得當年兩個姐姐讀完書出去工作，為了省下車錢讓家裡的弟弟妹妹們有學費，過年期間仍留在工廠裡。在我們吃年夜飯的時候，媽媽一個人在房間裡酸楚地抹著眼淚！作為一位母親，她希望日子再難，逢年過節一家人總是要完整地團聚在一起。我理解母親的這一份心意，所以無論我的病情如何，生活是否順心，我都堅持每年回去陪父母過年。回去的日子我很少外出，在家打掃環境，貼貼春聯。父母親也一如既往，興高采烈地張羅著一家人過年的飯食，正月裡來客的瓜子、花生、糖果和回禮；認真挑選著祭祀祖宗們的牲祭。祭祀祖宗的時候他們會閉緊雙目，口中唸唸有詞，求神求菩薩保佑孩子們身體健康，尤其是他們的小女兒。

　　對於我來說，我沒有結婚生子，父母就是我最親的人。我無法想像沒有我的那個年，父母該如何過，兄弟姐妹們該

用什麼樣的言語安慰年邁的父母。而我此時無法盡作為子女的贍養之責，更不該再要他們承受白髮人送黑髮人的傷痛了。

2. 一份家人的愛

　　我和前面的哥哥姐姐們歲數相差有點大。我出生的時候，他們已經開始上學了；我懵懂有記憶的時候，他們已經離家住校了……我和他們一起生活的時間不長，最大的交集就是我工作後與大姐一起生活的大半年；生病後與二哥一起生活的 8 年。然而血濃於水，與生俱來的親情，讓他們即使成年，大家再無為彼此人生負責的義務之時，毅然決然扛起了照顧我和資助我的重任。8 年來，他們無怨無悔為我賺醫藥費和生活費。他們自己節衣縮食，卻總是叮囑我在外就醫時要吃好、睡好。用我二哥的話來說就是：「不就是多了 ×× 塊錢嘛，一定要養好身體！」他們照顧我的情緒，就連十來歲的外甥都說：「我懶得去做，可是我不想惹你生氣。」他們不拿我病人，鼓勵我適當做事，培養自己的愛好，在可能的範圍工作，因為他們深知「被需要感和價值感」是我渴望得到的。

3. 一份醫護團隊的愛護

　　8 年來，來來回回地穿梭在醫院的樓上樓下，也幸運得到很多醫護人員的用心照顧。他們會在我擔憂、害怕的時候輕輕拍我的肩膀，會堅持一週 3 次在工作之餘幫我檢視傷

口、清創，會在我拿到不好的報告結果快要崩潰的時候站在電梯口等我，握住我的雙手；會擠出時間向我釋疑解惑；會在我走進醫院的時候向我熱情地招呼；會貼心地幫我把針打在合適的地方，以便我一邊打針一邊吃飯。護理長說她只想我好好活著，被世界溫柔以待！

4. 一份朋友們的期盼

生病之初，機緣巧合我認識了關注乳癌患者心理關懷的公益機構，從此這裡便成了我的「娘家」。他們以愛之名，建造了一個「紅粉之家」，讓同患乳癌的姐妹們在這個大家庭裡用一句「嗨，我也是乳癌患者」相識，以互通消息相知，在分享和探討人生裡彼此愛護。我們彼此陪伴，用生命影響生命。公益天使和病友們一直在我身邊，在我缺醫少藥的時候幫忙找藥，下雨送儀器，穿越整個城市為我送升白血球的「五紅湯」；做我最好的傾聽者，聽我絮絮叨叨那些芝麻綠豆大的小事，陪我在眼淚中修復傷口；如家人般在我無助的時候給我擁抱和力量，如一盞明燈，為我指引方向。給我安慰，給我包容，給我善良，更教會我「慷慨」不一定是捐贈金錢，還有愛和陪伴。他們就像一束花，美麗了自己，也美麗了我的世界。他們常說：「你活著也是我們的希望！」

5. 一份對世界深深的眷念

　　我怕死前的痛苦，還害怕缺席所有親朋好友以後的生活。所以我貪戀在我幫忙修好燈泡後老父親露出的微笑；貪戀母親因為有我作伴而幸福的臉；貪戀和兄弟姐妹們逢年過節與父母圍坐火爐邊叨唸各種瑣事的溫馨；貪戀我的姪兒和外甥們牙牙學語、嬉戲打鬧時，那充滿人間煙火的氣息；貪念不奔波在醫院路上時，沒有疼痛的平靜；貪念一個人時的安靜，看一本好書，喝一杯好茶的歲月靜好；貪戀化療副作用過後一個人憑著兩隻腳，用步伐丈量這個城市抑或這個國家時的走走停停；貪戀和朋友們的開懷大笑；貪戀有人指著我對別的病友說「看，她轉移 ××× 年了，現在還沒有掛」的滿足；貪戀為別人指路，在路上幫別人一把的愉悅……

　　所以，活著、努力地活著是我唯一能為父母親做的；陪伴、長久的陪伴是我對兄弟姐妹的回報；傳遞，把醫護人員、朋友們的愛傳遞給更多的朋友、病友是我對他們關愛的回贈。我想，在這場沒有硝煙的抗癌戰爭裡，求生是一種本能，在這條荊棘叢生的路上，愛和被愛才是讓我們頑強抗爭的盔甲和贏得勝利的後盾。

八年小結

在一個愜意的秋日午後，我坐在陽臺上，陽光灑在身上，暖融融的。院子裡大樹上的樹葉在斜陽裡黃得通透，叫人痴醉。我瞇著眼，到底有多久沒有感受到這樣的歲月靜好了？一直以來，我總是很焦慮，我總想治癒它，把癌細胞殺得片甲不留，事實上當今的醫療科技不足以做到。我常參看各種醫療諮詢，一有空閒就看，沒有醫學背景的我自是很多都看不懂的，只能勤奮地查閱各種資料，蒐集各類資訊。

雖說人都是向死而生的，但我依然害怕幾乎看得見的死亡，害怕治療失效，總想未雨綢繆早做準備。

可徒勞的焦慮和恐懼除了讓人寢食不安以外，根本無法改變什麼。焦慮和恐懼是沒有止境的，今天渡過了這個難關，明天又會有新的擔憂。其實在醫療科技還沒達到那個高度之前，控制、保證生活品質以及與癌和平共處未嘗不是一個好辦法。用我病友的話來說：穩定壓倒一切！所以想要有高品質的生活，我們就要學會從容和睿智。

治療這些專業的事交給專業的醫生去處理吧，我們只須保重身體。就像主治醫生教我的一樣，不要在有藥可用時，卻因身體承受不了而留下遺憾。

治療的過程中，要有逢山開路、遇水搭橋的勇氣。我曾經擔心現有的治療方案用完後，就剩那些尚未進口的藥物。

誰曾想,一下子引進了好幾種藥,又多了幾分希望。所以日新月異的醫療科技、國家快速的醫藥引進以及時間都會克服曾經被認為無法踰越的障礙。

學會「不念過去,不懼未來,活在當下」,和過去的自己和解,和曾經的傷害和解,好好享受和珍惜今天擁有的時光、親情、愛情和友情。開開心心,和家人一起奔向未來。不要在未來某天結束的時候後悔,把辛辛苦苦努力爭取來的好日子全都消磨在對未知的恐懼和對生活的不安之中。

現在的我還在持續治療,身體時不時有各式各樣的小病痛,有點煩人,但已然沒有曾經的杯弓蛇影、草木皆兵了。有位神經科專家看了我的頭部核磁共振檢查結果,當看到顱骨上很多病灶,他直呼我很幸運,居然還活著!這麼一比較,小病小痛就顯得微不足道了(當然如果有疼痛還是要告知自己的醫生)。

目前的我在化療之餘會做些工作,當我把重心和焦點聚在工作上時,發現治療終於不再是我的全部生活,我也不再像「專職治療」時那樣焦慮。相反,在工作中我找到了樂趣,擺脫了被社會孤立的感覺了;食欲也因為耗費體力和腦力而大增,生活變得規律、充實。所以我相信,適當的工作有助於心情愉悅和病情恢復。當然,對於癌症病友來說要找到一份工作真的很不容易,就期盼社會能給予癌症人士更多

的尊重、包容和理解吧。

時間飛快,曾經以為活不過 5 年,卻也走在第 8 年的路上,馬上迎來第 9 年了。此時此刻,我只希望在世上的日子能好好陪伴父母,安安心心地做點工作,有機會出去看看不同的風景,不忙的時候和朋友們聚一聚,常懷一顆感恩的心;同時也做好最壞的打算,懷揣最美好的願望等待新藥物、新的治療方案,等待癌症被攻克的那一天。

人生路上,風雨會有時,道路崎嶇會有時,乘風破浪也會有時。而人生最曼妙、最動人之處我想還是那風風雨雨、鮮花彩虹交織著愛情、友情和親情的平常人家生活吧!人生如此美麗,讓我們繼續呼吸,親自作這幅人生之畫,譜寫屬於自己的「命運交響曲」!

(本文作者:春見)

黎明的曙光
更光明

▎病程記錄 —— 發病的原因與前兆

　　經常會有這種報導，地震之前在什麼位置曾經出現怪雲，甚至有驚慌的鳥獸與搬家的蟲蟻，隨著科學的進步，這些現象已經能被合理地分析與解釋。而癌症的發生是不是也有預兆呢？它又好發於什麼人群呢？我想用自己的經歷去分析一下，希望能帶給他人一些警示。

　　2016 年 9 月初的一天，當時我正值生理期，晚上躺在床上和愛人聊天，我說：「你可別惹我生氣，女人『那個來』的時候不能生氣，會影響子宮和乳房。」我用手在這兩個部位各拍了一下，突然發現左乳外緣的位置有一個黃豆大小的東西。讓愛人摸了一下，他也說確實有。我在經期結束後去醫院檢查，因為那年 3 月的時候剛做過檢查，我覺得也就是個結節之類的東西，沒有太在意。

　　現在就著重說一下，我 3 月為什麼要去體檢。公司體檢每年一次，時間是每年 8 月，距上次體檢也就半年時間，那天也是經期，我坐在沙發上，孩子從旁邊衝了過來正好撞到了我乳房的那個位置，當時我覺得十分疼痛，感覺不對勁，就去了醫院。我是一個很注重養生和健康的人，也知道去醫院檢查，但是由於相關知識匱乏導致我在治病這條路上走了一些彎路。首先從我的家庭說起吧，家裡幾代人，別說有癌症患者，就連得心臟病、糖尿病的都沒有，從來沒有聽到過

這種消息，一點經驗都沒有；其次就是我選擇的醫院，我覺得去醫院都是用儀器檢查，上哪做都一樣。由於對乳腺疾病一點都不了解，就沒有選擇當地最權威的醫院。當時醫生只開了超音波檢查，而我根本不知道還有 X 光攝影檢查這個項目。3 月的時候並沒有腫塊，醫生摸了摸說就是乳腺增生，幫我開了些藥，這件事就這樣過去了。乳房痛的地方過幾天也不會了，我也沒當一回事。雖然半年後我發現的時候還算是早期，但我知道如果在 3 月的時候就做了 X 光檢查的話，結局肯定大不一樣。

　　3 月的時候警訊已經發出了，而我還在養生路上奔波。女人一旦過了 30 歲就特別害怕歲月的痕跡，而我也不能免俗，早早加入了養生行列。沒病之前大概一個月做兩次背部按摩，養生會館用的精油我是萬萬不會用的，每次都是自己帶紐西蘭著名品牌精油；朋友從紐西蘭帶回的魚膠也是我長期食用的食品，大約一週燉一次湯，或者做成花膠奶凍，避開經期，大約每天 5 克的量吧，燕窩是每天 3 克左右的量，和魚膠交替食用。怎麼說呢？我並不認為保養不對，但是如果身體已經有了狀況，食用這些無疑是雪上加霜。3 月檢查時沒有的腫塊，到 9 月初檢查已經是 0.5 公分 ×0.8 公分大小了，也不知道是不是這些營養品幫助它們生長得如此迅速。

　　吃營養品這些都是外因，並不是所有熱衷保養的人都會

得乳癌，那麼什麼是內因呢？也就是大家所說的癌症性格，在我身上的展現就是老好人和不服輸的性格。什麼是老好人的性格呢？這麼說吧，工作至今，沒和任何一個人吵過架，上司讓我週三之前出的報表我週一就能好好弄完。我是做財務工作的，很多時候需要和同事合作，哪個同事過來請教或是尋求幫助，我都會花時間幫他們找出問題，大家都很喜歡我。我的性格溫順，不爭不搶，在工作上是任勞任怨的。這能讓我聯想到《武林外傳》裡祝無雙的經典話語：「放著，我來！」因為團隊裡人多，工作很繁忙，每天都很疲憊，但是我從來沒有把工作的事情帶回家庭，回家又是另外一個角色了。我是一個目標性很強的人，找什麼樣的愛人，幾歲之前結婚，什麼時候要孩子，過什麼樣的生活，這些都是可以規劃的。由於自己家庭條件還算可以，我找對象的標準並不是房子多大、車多貴，標準只有兩點：第一，有責任感；第二，有上進心。在這個紛繁複雜的社會，我慶幸自己的堅持，至今我愛人確實也沒有辜負我當初的託付。作為一個職業女性，雖然有自己的職業夢想，但作為妻子我也有我的規劃，一個家庭要和諧，實現夢想必須分主次、分先後。所以我的計畫是協助我的愛人到他應有的位置，並在這個位置配合他。家務事、年節禮物什麼的，都不用他操心。這幾年，我在工作上穩紮穩打，業餘時間報了各種課外班，包括日式

料理、烘焙、手工包的初步裁剪與製作、化妝等，都是能提升我們家庭生活品質的各種課程。在家庭、工作之間來回切換，我樂此不疲，在老公面前我是善良、懂事的妻子，在孩子面前我是溫柔、美麗的媽媽，在同事面前也是無所不能的存在。很多人都羨慕我能把所有事情處理得那麼完美，我也不覺得累，而且很有成就感。一切都按照我的規畫進行著，也進行得十分順利，未來可期。現在回想起來那時真的不累嗎？當你想每件事情都能處理完美、面面俱到的時候，你給自己的心理壓力應該已經很大了，就這樣很少感冒發燒的我，在我追求完美的過程中生病了。

▍病程記錄 —— 確診及心理建設

之前說過知識匱乏的事情，雖然是早期但沒有在身體給出警示的情況下更早地發現問題，可有病就去檢查，不拖拖拉拉，還是讓我比其他人更早發現病症。回想確診的過程，我也是屬於拿了一手好牌結果打得很爛的那種人，當時找了一家醫院，做了超音波檢查，拿報告給醫生看，醫生說這個東西大概是個脂肪瘤，早晚要拿掉，讓我請假安排手術。由於沒有經驗，我打電話告訴媽媽這件事情。媽媽的朋友介紹了一位主刀醫生。因為是信任的人，他一看檢查結果也說就

是個脂肪瘤，於是就有了第一次的門診手術，那時候這兩個醫生都沒有詳細檢查，也沒有提到做 X 光檢查，更沒有跟我說過如果乳房上長東西了，會有乳癌的可能。而我那時候確實也不了解乳腺疾病的相關知識，導致了我在治療的過程中走了這次彎路，後來做了二次手術。救我一命的是第一次手術時選擇了做切片，一週之後由於我工作繁忙，病理報告還是媽媽去取的。

取病理報告的那天算是我到目前為止人生當中最感灰暗的一天，這個挫折也造就了一個嶄新的我，並且幫助我快速成長。我經歷了所有乳癌患者都會有的經歷，從流淚、懷疑、無所適從，到冷靜、從容。從那天下午 3 點多知道切下的腫塊是惡性的，到當晚 12 點，那幾個小時我做了一個重要的決定，就是進一步在當地醫院做檢查。到這裡可能有人會不理解，人們治病，都想找最好的醫院、最好的醫生，也有很多病友認為生病了一定要去北部的大醫院，但是我的第一次機會就這樣被浪費了。因為第一次手術做得十分倉促，術前除了一個超音波以外沒有做過任何檢查，根本不知道除了這個腫塊之外我身體中還有什麼定時炸彈，所以我決定暫時在當地找不錯的醫院，重新檢查一次，再決定去哪裡治療。因為北上一定會涉及排期，但是在已經動了一刀的情況下搶時間無疑是救命。幾經輾轉，我找了當地最權威的醫院、最

權威的專家，經過一系列術前檢查，確定身體沒有其他的症狀，就決定在當地接受手術。做這個決定原因有三，第一，也是最主要的原因，比較早期時家人去北部諮詢了兩個醫院的專家，化療方案都是國際標準的，也就是說各地差別不大；第二，就是已經動了一次手術，最好不要再因為排期而拖延，最好盡早開始治療；第三，就是現實問題，孩子當時上幼兒園，平時是我媽媽接送，如果愛人陪我出門治療，一來耽誤上班，再來就是我也不放心媽媽和孩子兩人在家。外出治療最不可控的一點就是請假時間不好把握，癌症是耗錢耗時的病，不會馬上結束生命，卻能使錢包很快見底。我們的工作都不是自由業，一個人已經不能上班了，最好要保證另外一個人能正常工作。全家人意見一致，我就這樣走上了癌症治療之路。

　　術前檢查、手術、做病理，都有序地進行著，最後的決定是保乳，腋下淋巴結清掃Ⅰ組。直到拿方案的時候我的心態都極其平和。大病理出來之後醫生與我約談方案，醫生說：「三陰，ki67 30％，低分化，預後不好，1～3年最危險，第一年是關鍵，5年之後才算穩定，但一輩子都是患者，與癌脫不了關係。」我聽完真的嚇壞了，眼淚止不住地流了下來。當時我不知道化療是什麼，只記得化療需要半年，放療還要一個多月，加起來8個月的時間都在受罪，結

果也不一定能熬過一年。我當時有點崩潰，也有放棄治療的念頭，過了幾天以淚洗面的日子，覺得世界暗無天日，生活毫無色彩。使我振作起來的是我的孩子，孩子真的是天使，是上天派來拯救我們的。她可能感受到了家裡的低氣壓，放學後過來抱著我說：「媽媽，我希望你的病快點好起來！」我當時心都碎了，看到了孩子眼裡的渴望，看著日漸憔悴的媽媽、面色凝重的愛人，每個人都因為我的消極而失去笑容，我決定要振作起來，有我才有家，從那以後我就再也沒有消極過。

化療是什麼？放療是什麼？我當時並沒有想得有多可怕。到了這裡又可以歸功於我可怕的理智了，在我的字典裡，這兩個詞只是兩種治療手段，是讓我能遠離死亡之神的最常規的治療方式。而這兩種常常被人們妖魔化的治療方式，往往能帶給我們一線生機。化療有多難？最難過的時候吐得連口水都喝不下，止吐藥吃下去之後那種上不來下不去的感覺還不如吐出來舒服，而打完升白針之後，前幾次疼痛的感覺像 24 小時都在生孩子，咬著牙吃東西，眼淚都流到了碗裡，自己幫自己打氣，對自己心理暗示：吃了白血球才會變多，抵抗力才能提高。

1-2-3 法則在化療期間的應用

好多人都想知道怎樣撐過化療，除了常規的「熬」之外，我的經驗是制定目標。這無關用了哪種化療方案，只是告訴我們需要怎樣堅持。而怎樣制定目標？我自創了一個「1-2-3 法則」，其實就是所謂的「越簡單 - 越高效 - 越快樂」。口訣是，凡事有個 1、2、3，處理問題變簡單；如果事情沒完成，請你再來 1、2、3。解決任何問題的前提是你願意解決，想改善，把它寫下來，寫對策，都能成功。以化療為例，想要順利完成化療只要保證達成兩項指標即可：

1. 轉胺酶正常；
2. 白血球足以滿足化療需求。

其他的事情往後排，什麼孩子升學要去哪間學校、二叔公家裡孩子結婚等等和你已經沒有任何關係了。尤其是有腸胃副作用的前期，把年拆成月、月拆成週、週拆成每天，用日曆記錄當天的血常規結果，把焦點只集中到這兩件事情上面，既有利於指標的提高又能轉移化療副作用對身心的影響。化療是傷身體的，確實如此，是藥三分毒，何況我們要堅持半年甚至更長時間，為了不影響這個程序進行，保證這兩項指標正常是我們的終極任務。而我把轉胺酶正常放在第一位是因為如果白血球不夠的話可以打升白針，而轉胺酶太

高的話就要影響化療了。肝是身體的排毒器官，那麼長時間的藥物累積本身對肝就有影響，如果作息、飲食不當的話就很容易影響我們的肝功能。

怎樣護肝？我總結了幾點小建議。

第一，合理飲食，核心就是葷素搭配，結構合理。很多人為了升白血球都喜歡喝湯，牛尾湯、排骨湯和雞湯等，但是一喝湯轉胺酶就容易升高，不是說不能喝湯，關鍵是去掉湯裡的油脂。在這裡分享大家一個喝湯少油的技巧，當湯熬好後不要馬上食用，要等湯涼透了，移入冰箱冷藏，再把上面凝結的白油去掉，就可以食用了。在這裡還要提醒大家一點，不是所有的油脂都看得見，比如堅果的油脂含量也不低，不能隨心所欲無節制攝取。

第二，適量運動，核心就是聽身體的安排，不過度消耗自己。經常有姐妹們諮詢：「我化療時應該進行怎樣的鍛鍊？」「我剛康復能不能長途旅行？」我的回答是「問自己的身體」。每個人的身體狀況都不一樣，就像化療的時候，有的人不用打升白針，而有的人卻離不開升白針，不能一概而論。適合他人的不一定適合自己，而我們就問問自己的身體。想進行什麼鍛鍊，在身體適宜的情況下進行，不僅能增強體質而且能愉悅身心。至於什麼時期可以長途旅行那也要問問身體的意思，需要選個恰當的時機。我是一個謹慎的樂觀主義者，雖然

經歷了這場重病，但是我仍然覺得生活充滿了陽光和希望，這場病只會讓我對現在的一切更為珍惜。在化療和康復初期我選擇的運動是走路和做家務。我總結的走路經驗就是，在身體允許的情況下，先以 5,000 步為起點，第二天早晨起床看看覺不覺得累，然後次日適當加減步數，找到適合自己身體狀況的步數。在做家務方面，做飯、收拾家裡都是可以的。在你身體允許的情況下，適當地參與家庭生活瑣事，會分散你的注意力，使家庭生活更和諧。有時候看家人其樂融融地在餐桌上吃你準備的飯菜，你可能會覺得這場疾病從未來過。很多人在化療期間或是康復初期都堅持旅行，也有好多人會在媒體的採訪影片中說：「拔了點滴就出去玩，根本沒把自己當病人。」我每每看到這種報導真的感覺十分痛心。很多時候裝作沒發生並不代表不存在，而病了就是病了，只有接受了現實，才能更好地康復。我覺得化療和康復初期我們需要做到的就是累積和修復，好多患者得病之後的想法都是「世界那麼大，我想去看看」，怕虧待了自己，白白來世上一場。其實大部分人都想多了，乳癌在癌症當中算是相當溫和的存在了，這場疾病只是為我們的人生按了暫停鍵，而不是停止鍵。它讓你好好審視過往，善待自己，而不是催你過度消耗，勞累自己。其實，餘生很長，有時候適時休養是為了走得更遠，而過度的消耗很可能欲速則不達。

　　第三，充足的睡眠。這點看起來最容易，其實最難。當手機成為人們的主要交流工具之後，我們可以在上面找到任何需要的資訊，由於它又小又方便攜帶，常常讓人愛不釋手。為了保證我們的睡眠品質，建議設定自動關機時間，過了這個時間自動關機，強制入睡。讓家人也協助監督，為了我們的健康共同努力。

▌和諧的夫妻關係對治療造成事半功倍的效果

　　以上是這個法則在化療當中的應用，其實 1-2-3 法則適用於我們遇到的所有困難，不僅僅適用於制定目標，還能幫助我們走出其他的困境。比如「夫妻關係」、「親子關係」、「職場關係」等，解決任何問題的前提都是你願意解決，想改善，那樣才會成功。你可以把你的困境和願望寫下來。

　　比如「怎樣經營夫妻關係？」作為女人，你應該做到哪些？

　　拿我自己舉個例子，我希望我能做到以下 3 點。

1. 保持自己的性吸引力

　　我為什麼要把經營夫妻關係單獨拿出來，雖然我是想來分享治療和康復經驗的，但是我認為牢固的婚姻關係對我的

康復是大有裨益的。一個人度過一段治療時期叫「熬」，而兩個人一起度過一段治療時期叫「撐」，很多時候再堅強的心都不如一個寬厚的肩膀，只是有時事與願違，有時將心錯付。無論我們遇到什麼困境，保持優雅、美麗的外表還是必要的。好多人化療期間都疏於打扮，有人可能覺得沒必要，有人可能覺得沒心情，但我認為化療期間好好打扮自己，能為自己增加治療和面對生活的信心，從而達到鞏固治療效果的目的，而且整理外表的同時，也可以讓家人感到安慰，從而使家庭氛圍更和諧。

2. 溝通是感情和諧的橋梁

自從手機變成了我們時刻都離不開的聯繫工具之後，你有多久沒有和你的愛人深入溝通了？溝通分很多種，可能是表達你的不滿，可能是說出你的讚美，也可能是你們對未來的規劃，但這個溝通一定要是有效的。怎樣才算有效？就是你們彼此表達了觀點之後，能理解對方，並且願意為了改善這段關係付出努力或是對未來有雙方各自觀點的參與，而不是一個歇斯底里，一個閉口不言。表達的觀點不求完全一致，可以在雙方能接受的範圍之內做出一定的讓步，讓兩個不完美的人一起蛻變、成熟。

3. 信任是感情深厚的基礎

　　化療期間上映了一部電視劇叫《我的前半生》，劇情在這裡就不詳細說了。從那部電視劇當中，我總結出了一個微妙的信任關係。每個人都是一個個體，當你全心全意地付出真心去信任一個人的時候，你要以什麼為標準，既能讓你們的感情更深厚，又不讓你的真心錯付？信任但不能盲目信任，得有個具體的標準。從這部劇中四個主角的情感關係，我總結了一個信任機率，唐晶不相信賀涵和薇薇安沒有來往，賀涵不相信唐晶會愛他勝於工作，陳俊生不相信羅子君能勝任工作，羅子君不相信陳俊生沒有小三（事實證明她是對的）。這四人當中的信任問題可以統計出一個信任機率就是 75%，就是說信任但不該盲目信任，如何掌握分寸是個微妙的課題。一味地疑神疑鬼，比如對於對方加班、應酬，通通懷疑，會使男人厭煩，更容易把他推到小三身邊；而不論什麼都通通相信，也是很愚蠢的，到時會輸得更慘。感情這種事，時不時地「拉扯」一下，既能增進感情，也能走得更遠。

放化療的其他經驗

怎樣提升白血球計數？

我用了好多種方法，有病友們提供權威醫生的升白妙

方，吃過牛尾湯、各式補品等等。只要是聽說能升白的食療方法大多都試過，可惜收效甚微，這裡就不跟大家分享了。但是我跟大家分享一個我打升白針的體會吧。化療是一個傷敵一千自損八百的療法，會使我們身體裡的白血球計數急速下降，所謂的升白針就是刺激骨髓，讓它快速製造成熟的白血球以供軍需。打個比方就是讓小孩去參軍，快速培訓後即可上崗。聽起來就很可怕吧，這也是我當初為什麼懼怕升白針的原因。由於我食補升白效果不明顯，在化療期間打的短效升白針加起來也有七八十針了，當時十分恐懼也很無能為力，心想這麼大的虧損，這身體以後該怎麼調理呢？如果遇到這種情況，我的經驗是順其自然，不用怕，慢慢恢復即可。不要勞累，慢慢累積，我現在康復 3 年了，平時每天最少一節瑜伽課，走路日均 6,000 步左右，如果趕上旅行，每日 20,000 步左右能堅持一週。堅持適量運動比起天天坐辦公室，身體輕快許多！如果打升白針且沒有重度骨髓抑制的姐妹，不要懼怕它，合理看待它，不能談「白」色變，不要有心理壓力，升白針沒有那麼可怕的。

　　化療當中的經驗大概就是這些，由於我是保乳手術，還要接受放療，好多治療初期的病友都在糾結是否保乳，也有人說放療過後的乳房很硬，沒有必要留了，我就來說說放療之後的乳房到底是什麼樣子的吧。首先，乳房經過放射線的

照射，會灼傷皮膚表面，照射部位會變色，因人而異可能會有不同程度的皮膚損傷，如果是破皮損傷，它的恢復週期大概是半個月或是 20 天，破損之處就會結痂、脫皮。放療之後皮膚的顏色會隨著時間的增長而逐漸變淡，大約一年到一年半以後會恢復成和對側同樣顏色；在第一年乳房會有輕微溫熱感，感覺比對側乳房溫度稍高些，後來就會消失；手感和之前沒有變化，乳頭在手的觸摸下仍會變硬、變敏感，這些功能都沒有消失，但沒有哺乳和出汗功能。這些是我能感知的外觀變化。對於是否應該選擇保乳，這個應該尊重患者自己的選擇。並不是每個人都有保乳的機會，首先，腫瘤必須是單發的；其次，腫瘤最好小於 2cm；第三，腫瘤位置遠離乳頭。我當初為什麼選擇保乳，首先我滿足以上所有條件，再者我當年 35 歲，乳房是女性的第二性特徵，感覺失去乳房對自己以後的生活和心理可能造成不便，再者就是相信現在的科學統計，既然醫生說保乳加放療可以等同全切的效果，我就認為一定能達到。我們不是醫生，再多的疑慮也無法幫自己治病；假手於人的事情，除了信任，也別無他法了。保乳就要選擇放療，放療對心肺功能會產生一定損傷，這些都是我們要權衡的，要根據我們自身健康條件去決定，不管做了什麼決定，都是不可逆的，所以需要對自己的選擇負責任。開心就好，不後悔就好，選擇沒有對錯，只有是否適合。

康復期運動的選擇

　　我當初化療期間的點滴方式選擇的是在皮下植入人工血管，在化療後也沒有把它拿掉，因為理論上人工血管是可以佩戴終生的，我不馬上摘掉的第二個原因，就是三陰（指ER、PR，及HER2都呈現陰性）、Ki-67稍高和年輕等幾個因素，怕在短期內復發，就選擇了暫時保留。經過了長時間的相處，除了右手無法提重物，它對我的生活和睡眠並沒有造成什麼影響，但是始終是異物，我在康復後的第二年大複查結束時，選擇了手術摘掉。取下比當初手術時要簡單很多，大約20分鐘之內就會結束，用了大約半年的時間恢復後，我開始選擇適合自己的運動了。在患病之前我就喜歡瑜伽，但是我又擔心腋下淋巴結經過了清除之後，是否能做相關的瑜伽動作，還有就是怕抻到後造成患肢水腫。我諮詢了主治醫生和瑜伽老師，理論上都是可以的，要看動作是否太激烈，也需要自己衡量。到現在為止也有小半年了，好多開肩開腋下的動作我已經做得很好了，沒有因為自己做過手術就動作不標準。如果做腋下淋巴結廓清術的病友想做瑜伽的話可以讓你們做個參考，自己掌握動作強度和力度，理論上都是可以的，不用擔心。

知信行與正念給你良好心態

很多人問我，怎樣能保持良好的心態？

我覺得需要給自己正確的心理暗示，用正念去影響我們自己。

現在流行一句話「時間能治癒一切」，但是能被時間治癒的，永遠都只是皮外傷，內心的傷痛還需要我們自己去舔舐、去解決。有人在得病之後怕別人知道，覺得和別人不一樣，很自卑。首先我們要知道，我們只是病了，我們並沒有犯罪，你只是經歷比別人多了一些。在人們的生活當中，往往要透過一些已經發生的事情去總結經驗和教訓。總結經驗是累積，總結教訓是避免錯誤，我們要自己對症下藥。是什麼原因導致你生這場病？有人可能是因為勞累，有人可能是因為壓抑，也有人可能是因為追求完美。每個個體的發病原因都不會完全一致，如果把大家可能的發病原因都總結在一起，在以後的生活當中注意，相信我們的復發機率會大幅下降。很多人都會總結經驗和教訓，也會對自己的過往產生後悔、自責或怨恨的情緒，「如果……就……」，但事情只有結果沒有如果，結果是不可逆的，不用想太多，以免讓自己平添壓力。其實我很希望我們的教訓能警醒沒有得病的人群，希望她們透過我們的故事總結一些對自己有用的經驗，從而避免生病，這就是中醫所講的「治未病」，也是防患未然。

那麼怎樣才能給自己正確的心理暗示呢？

小的時候很流行背一些名人名言，一些簡短的句子就能濃縮好多人生哲理和感悟，每每拜讀的時候我都會覺得很有道理，如果能和自己產生共鳴，瞬間會有醍醐灌頂的感受。在眾多的大家當中我喜歡王陽明，他是明代著名的思想家、文學家、哲學家和軍事家，陸王心學之集大成者，精通儒釋道，與孔子、孟子和朱熹並稱為孔、孟、朱、王。王陽明有很多思想精髓，我比較喜歡「知行合一」，現下流行的解釋就是理論與實踐相結合的問題。

比如治療期間，很難熬，我們就要知道這是治療的必經過程，除了你自己外誰都替代不了。我們要用積極的行動去配合治療，比如活動身體、舒緩心情、合理飲食及充足睡眠，為化療能順利進行提供支撐。

比如康復期間，覺得自卑不想見人，怕回歸社會之後被別人看不起，你就要知道，除了你自己之外，沒有人知道你自卑，有時候笑著笑著就開心了，裝著裝著就堅強了。為什麼這麼說呢？這就是心理暗示的重要性了。知與行要合一，中間要加個「信」字，知道這件事，相信這件事，然後就用行動去配合這件事。

對著鏡子給自己一個微笑，相信這個微笑能帶給你好運氣，並做一些能讓你保持開心與微笑的事情，你要做的只是

讓自己嘴角上揚，生活就會好起來。如果你不肯微笑，透過動作影響信念，這個所謂「合一」就是失敗的。

知道自己會幸福，相信自己會幸福，就做一些能讓自己幸福和愉悅的事情，比如瑜伽、插畫、茶藝或陪伴家人……。

知道疾病會治癒，相信疾病會治癒，就做一些利於疾病恢復和治癒的事情，比如配合治療、合理飲食和充足睡眠……。

有的患者因為疾病而被戀人拋棄，你首先要知道的是那個人的人品不好，既然知道他人品不好，這個人你還想要嗎？答案是你不會要。但總是走不出陰影，原因並不是有多愛對方，只是不甘心自己付出的感情沒有回報，不甘心自己的青春付諸東流。但是她們都忽略了，愛他人的前提便是愛護自己，你的眼淚與寢食難安換不回那顆已經冰冷的心，只會對你的康復之路造成阻礙，所以我的「知信行」的下一步就是一腳踹掉他（知道—相信—行動）。寫到這裡心情除了恨鐵不成鋼之外還是有些心痛的，雖然現在資訊傳播迅速，網路異常發達，但是談癌色變在人們的認知當中還是根深蒂固的，你說你得了癌症，在聽者耳中已經自動把你和死亡畫等號了。這就是為什麼有的患者得病了就被拋棄的原因。希望癌症的相關知識能廣泛傳播與普及，這樣既能使人們提

高警惕防患於未然，又能提升人們的認知，多給患者一份關愛。

很多年輕患者會關心自己什麼時候能結婚，我們應該一步步來，先治好病，關心自己，愛護自己，提升自己，當你才情兼備的時候，你可能只會為選擇 A 還是 B 而苦惱。人的一生當中沒有誰會一直陪你走到最後，愛人可能看走眼，但投資自己，做最好的自己總不會出錯。相信有人在等著你，你就一定能找到那個人。

患者家屬與患者一樣都屬於被關愛人群

剛剛說了心態的事情，也說了得病不丟人的事情，現在就說說雖然你得病了，但是別人也不欠你的事情。有的患者確診之後接受不了，在家裡無故發脾氣，鬧大了就責怪對方不夠關心，久而久之消耗掉了僅有的感情。感情是個消耗品，一邊產生一邊消耗，它在你平時的一杯水、一句問候或一件衣服中，產生很容易，但消耗更快。當我們生病了，生活的重擔都壓在了對方的身上，他們也很無助，也很難過，他們會同時面臨生存的壓力和失去你的壓力。如果這時候兩個人感情出現了問題，之後的生活必定如履薄冰。所以學會接受這件事對我們來說十分重要，接受了才能更好地找出對

策，家庭關係和諧，治療之路才會更順暢。一個合格的患者家屬，不一定要懂多少醫療理論，但是一定要監督患者謹遵醫囑。患者有的時候被藥物折磨得很痛苦，不想繼續治療了，這時候家屬絕對不能心軟，一定要給予患者鼓勵與關愛，幫助她們樹立信心繼續治療。只有堅持治療，才能離康復之路更近一些。如果放任她放棄治療，這個時候你的關心與溺愛只是加快了她結束生命的速度，等到患者生命結束的時候，你再大喊「我愛你」，她是聽不見的。最轟轟烈烈的愛情不是人盡皆知而是默默相伴，而最長久的康復不是放任自流而是謹遵醫囑。康復之路需要患者和家屬的共同努力，隨著醫學發展的日新月異，只要堅持治療，我們的曙光就在不遠的前方！

（本文作者：小新新）

電子書購買

爽讀 APP

國家圖書館出版品預行編目資料

癌後重生——乳腺癌患者的抗癌者日誌：十位患者親身經歷，揭露抗癌旅程的每一滴汗水與淚水 / 重生 著 . -- 第一版 . -- 臺北市：崧燁文化事業有限公司 , 2024.04
面；　公分
POD 版
ISBN 978-626-394-209-7(平裝)
1.CST: 乳癌 2.CST: 病人 3.CST: 通俗作品
416.2352　113004372

癌後重生——乳腺癌患者的抗癌者日誌：十位患者親身經歷，揭露抗癌旅程的每一滴汗水與淚水

臉書

作　　　者：重生
發 行 人：黃振庭
出 版 者：崧燁文化事業有限公司
發 行 者：崧燁文化事業有限公司
E - m a i l：sonbookservice@gmail.com
粉 絲 頁：https://www.facebook.com/sonbookss/
網　　　址：https://sonbook.net/
地　　　址：台北市中正區重慶南路一段六十一號八樓 815 室
Rm. 815, 8F., No.61, Sec. 1, Chongqing S. Rd., Zhongzheng Dist., Taipei City 100, Taiwan
電　　　話：(02) 2370-3310　　　傳　　　真：(02) 2388-1990
印　　　刷：京峯數位服務有限公司
律師顧問：廣華律師事務所 張珮琦律師

-版權聲明

定　　　價：320 元
發行日期： 2024 年 04 月第一版
◎本書以 POD 印製
Design Assets from Freepik.com